国家出版基金项目
NATIONAL PUBLICATION FOUNDATION

中医历代名家学术研究丛书

主编 潘桂娟

Academic Research Series of Famous
Doctors of Traditional Chinese
Medicine through the Ages

翟双庆 陈子杰 于宁 编著

程国彭

"十三五"国家重点图书出版规划项目

全国百佳图书出版单位
中国中医药出版社
·北 京·

图书在版编目（CIP）数据

中医历代名家学术研究丛书.程国彭 / 潘桂娟主编；翟双庆，陈子杰，于宁编著.—北京：中国中医药出版社，2022.6
ISBN 978-7-5132-6703-8

Ⅰ.①中… Ⅱ.①潘… ②翟… ③陈… ④于…
Ⅲ.①中医临床—经验—中国—清代 Ⅳ.① R249.1

中国版本图书馆 CIP 数据核字（2021）第 007811 号

中国中医药出版社出版

北京经济技术开发区科创十三街 31 号院二区 8 号楼
邮政编码 100176
传真 010-64405721
河北品睿印刷有限公司印刷
各地新华书店经销

开本 880×1230 1/32 印张 6.25 字数 163 千字
2022 年 6 月第 1 版 2022 年 6 月第 1 次印刷
书号 ISBN 978 - 7 - 5132 - 6703 - 8

定价 52.00 元
网址 www.cptcm.com

服 务 热 线 010-64405510
购 书 热 线 010-89535836
维 权 打 假 010-64405753

微信服务号 zgzyycbs
微商城网址 https://kdt.im/LIdUGr
官方微博 http://e.weibo.com/cptcm
天猫旗舰店网址 https://zgzyycbs.tmall.com

如有印装质量问题请与本社出版部联系（010-64405510）

2005 年国家重点基础研究发展计划（973 计划）课题"中医学理论体系框架结构与内涵研究"（编号：2005CB532503）

2009 年科技部基础性工作专项重点项目"中医药古籍与方志的文献整理"（编号：2009FY120300）子课题"古代医家学术思想与诊疗经验研究"

2013 年国家重点基础研究发展计划（973 计划）项目"中医理论体系框架结构研究"（编号：2013CB532000）

国家中医药管理局重点研究室"中医理论体系结构与内涵研究室"建设规划

"十三五"国家重点图书、音像、电子出版物出版规划（医药卫生）

2021 年度国家出版基金资助项目

项目来源及国家重点图书出版计划

前言

中医理论肇始于《黄帝内经》《难经》，本草学探源于《神农本草经》，辨证论治及方剂学发轫于《伤寒杂病论》。在此基础上，历代医家结合自身的思考与实践，提出独具特色的真知灼见，不断革故鼎新，充实完善，使得中医药学具有系统的知识体系结构、丰富的原创理论内涵、显著的临床诊治疗效、深邃的中国哲学背景和特有的话语表达方式。历代医家本身就是"活"的学术载体，他们刻意研精，探微索隐，华叶递荣，日新其用。因此，中医药学发展的历史进程，始终呈现出一派继承不泥古、发扬不离宗的繁荣景象。

中国中医科学院中医基础理论研究所，自 2008 年起相继依托 2005 年国家重点基础研究发展计划（973 计划）课题"中医学理论体系框架结构与内涵研究"、2009 年科技部基础性工作专项重点项目"中医药古籍与方志的文献整理"子课题"古代医家学术思想与诊疗经验研究"、2013 年国家重点基础研究发展计划（973 计划）项目"中医理论体系框架结构研究"，以及国家中医药管理局重点研究室（中医理论体系结构与内涵研究室）建设规划，联合北京中医药大学等 16 所高等院校及科研和医疗机构的专家、学者，选取历代具有代表性或学术特色突出的医家，系统地阐释与解析其学术思想和诊疗经验，旨在发掘与传承、丰富与完善中医理论，为提升中医师临床实践能力和水平提供参考和借鉴。本套丛书即是由此系列研究阶段性成果总结而成。

综观历史，凡能称之为"大医"者，大都博览群书，学问淹博赅洽，集百家之言，成一家之长。因此，我们以每位医家的内容独立成书，尽可能尊重原著，进行总结、提炼和阐发。本丛书的另一个特点是，将医家特色学术观点与临床实践相印证，尽可能选择一些典型医案，用以说明理论的实践价值，便于临床施用。本丛书列选"'十三五'国家重点图书、音像、电子出版物出版规划""医药卫生"类项目，收载民国及以前共 102 名医家。第一批 61 个分册，已于 2017 年出版。第二批 41 个分册，申报 2021 年国家出版基金项目已获批准，出版在即。

丛书各分册作者，有中医基础和临床学科的资深专家、国家及行业重点学科带头人，也有中青年骨干教师、科研人员和临床医师中的学术骨干，来自全国高等中医药院校、科研机构和临床单位。从学科分布来看，涉及中医基础理论、中医各家学说、中医医史文献、中医经典及中医临床基础、中医临床各学科。全体作者以对中医药事业的拳拳之心，共同努力和无私奉献，历经数年完成了这份艰巨的工作，以实际行动切实履行了"继承好、发展好、利用好"中医药的重大使命。

在完成上述科研项目及丛书撰写、统稿与审订的过程中，研究团队暨编委会和审订委员会全体成员精益求精之心始终如一。在上述科研项目负责人、丛书总主编、中国中医科学院中医基础理论研究所潘桂娟研究员主持下，由常务副主编陈曦副研究员、张宇鹏副研究员及各分题负责人——翟双庆教授、钱会南教授、刘桂荣教授、郑洪新教授、邢玉瑞教授、马淑然教授、文颖娟教授、陆翔教授、杨卫彬研究员、崔为教授、江泳教授、柳亚平副教授、王静波副教授等，以及医史文献专家张效霞教授，分别承担或参与了团队的组织和协调，课题任务书和丛书编写体例的起草、修订和具体组织实施，各单位课题研究任务的落实和分册文稿编写、审订等工作。编委会多次组织工作会议和继续教育项目培训，推进编撰工作进度，确保书稿撰写规范，并组织有关专家对初稿进行审订；最终，由总主编与常务副主编对丛书各分册进行复审、修订和统稿，并与全体作者充分交流，对各分册内容加以补充完善，而始得告成。

2016年2月，国家中医药管理局颁布《关于加强中医理论传承创新的若干意见》，指出要"加强对传承脉络清晰、理论特色鲜明的古代医家的学术思想研究"。2016年2月，国务院颁布《中医药发展战略规划纲要（2016—2030年）》，强调"全面系统继承历代各家学术理论、流派及学说"。上述项目研究及丛书的编写，是研究团队对国家层面"遵循中医药发展规律，传承精华，守正创新"号召的积极响应，体现了当代中医人敢于担当的勇气和矢志不渝的追求！通过此项全国协作的系统工程，凝聚了中医医史、文献、理论、临床研究的专门人才，培育了一支专业化的学术队伍。

在此衷心感谢中国中医科学院及其所属中医基础理论研究所、中医药信息研究所、研究生院，以及北京中医药大学、陕西中医药大学、山东中医药大学、云南中医药大学、安徽中医药大学、辽宁中医药大学、浙江中医药大学、成都中医药大学、湖南中医药大学、长春中医药大学、黑龙江中医药大学、南京中医药大学、河北中医学院、贵州中医药大学、中日友好医院16家科研、教学和医疗单位对此项工作的大力支持！衷心感谢中国中医科学院余瀛鳌研究员、姚乃礼主任医师、曹洪欣教授与北京中医药大学严季澜教授在项目实施和本丛书出版过程中给予的悉心指导与支持！衷心感谢中国中医药出版社有关领导及华中健编辑、芮立新编辑、伊丽萦编辑、鄢洁编辑及丛书编校人员的辛勤付出！

在本丛书即将付梓之际，全体作者感慨万千！希望广大读者透过本丛书，能够概要纵览中医药学术发展之历史脉络，撷取中医理论之精华，承绪千载临床之经验，为中医药学术的振兴和人类卫生保健事业做出应有的贡献！

由于种种原因，书中难免有疏漏之处，敬请读者不吝批评指正，以促进本丛书的不断修订和完善，共同推进中医历代名家学术的继承与发扬！

《中医历代名家学术研究丛书》编委会

2021 年 3 月

凡
例

一、本套丛书选取的医家，为历代具有代表性或特色思想与临床经验者，包括汉代至晋唐医家 6 名，宋金元医家 19 名，明代医家 24 名，清代医家 46 名，民国医家 7 名，总计 102 名。每位医家独立成册，旨在对医家学术思想与诊疗经验等内容进行较为详尽的总结阐发，并进行精要论述。

二、丛书的编写，本着历史、文献、理论研究有机结合的原则，全面解读、系统梳理和深入研究医家原著，适当参考古今有关该医家的各类文献资料，对医家学术思想和诊疗经验加以发掘、梳理、提炼、升华、概括，将其中具有理论意义、实践价值的独特内容阐发出来。

三、丛书在总体框架上，要求结构合理、层次清晰；在内容阐述上，要求概念正确，表述规范，持论公允，论证充分，观点明确，言之有据；在分册体量上，鉴于每个医家的具体情况不同，总体要求控制在 10 万～ 20 万字。

四、丛书的每一分册的正文结构，分为"生平概述""著作简介""学术思想""临证经验"与"后世影响"五个独立的内容范畴。各分册将拟论述的内容按照逻辑与次序，分门别类地纳入以上五个内容范畴之中。

五、"生平概述"部分，主要包括医家姓名字号、生卒年代、籍贯等基本信息，时代背景、从医经历以及相关问题的考辨等。

六、"著作简介"部分，逐一介绍医家的著作名称（包括现存、已经亡佚又经后人辑复的著作）、卷数、成书年代、主要内容、学术价值等。

七、"学术思想"部分，分为"学术渊源"与"学术特色"两部分进行论述。前者重在阐述医家之家传、师承、私淑（中医经典或前代医家思想对其影响）关系，重点发掘医家学术思想的历史传承与学术渊源；后者主要从独特学术见解、学术成就、学术特点等方面，总结医家的主要学术思想特色。

八、"临证经验"部分，重点考察和论述医家学术著作中的医案、医论、医话，并有选择地收集历代杂文笔记、地方志等材料，从中提炼整理医家临床诊疗的思路与特色，发掘、总结其独到的诊治方法。此外，还根据医家不同情况，以适当方式选录部分反映医家学术思想与临证特色的医案。

九、"后世影响"部分，主要包括"学术影响与历代评价""学派传承（学术传承）""后世发挥"和"国外流传"等内容。其中，对医家的总体评价，重视和体现学术界共识和主流观点，在此基础上，有理有据地阐明新见解。

十、附以"参考文献"，标示引用著作名称及版本。同时，分册编写过程中涉及的期刊与学位论文，以及未经引用但能体现一定研究水准的期刊与学位论文也一并列出，以充分体现对该医家研究的整体状况。

十一、附以丛书全部医家名录，依照时间先后排列，以便查验。

十二、丛书正文标点符号使用，依据中华人民共和国国家标准《标点符号用法》（GB/T 15834—2011）。医家原书中出现的俗字、异体字等一律改为简化正体字，个别不能对应简化字的繁体字酌予保留。

《中医历代名家学术研究丛书》编委会

2021 年 3 月

内
容
提
要

　　程国彭，字钟龄，号恒阳子，又号普明子；生于清康熙十九年（1680），卒年不详；新安歙县（今安徽歙县）人，清代著名医家。程国彭因年少多病而发奋学医，在总结前人医理论述的基础上，结合个人临床经验，著成《医学心悟》（附《外科十法》）。书中系统而扼要地阐明寒、热、虚、实、表、里、阴、阳辨证，以及汗、吐、下、和、温、清、消、补之"医门八法"；临床辨治注重因时、因地、因人制宜，且不拘古法，善于创制新方；对各科病证诊治的阐释，亦有独到之处。其医论贯彻古今，结合临床，深入浅出，通俗易懂，见解独到，具有指导意义。本书内容包括程国彭的生平概述、著作简介、学术思想、临证经验、后世影响等。

程国彭，字钟龄，号恒阳子，又号普明子；生于清康熙十九年（1680），卒年不详；新安歙县（今安徽歙县）人，清代著名医家。其因年少多病而发奋学医，在总结前人医理论述的基础上，结合个人临床经验，著成《医学心悟》（附《外科十法》）。书中系统而扼要地阐明寒、热、虚、实、表、里、阴、阳辨证，以及汗、吐、下、和、温、清、消、补之"医门八法"；临床辨治注重因时、因地、因人制宜；且不拘古法，善于创制新方；对各科病证诊治的阐释，亦有独到之处。其医论贯彻古今，结合临床，深入浅出，通俗易懂，见解独到，具有指导意义。

现代以来，未见研究程国彭之学术的专著出版，仅有对于其著作《医学心悟》的再版印刷。有关程国彭学术思想的研究内容，则散在于有关中医各家学说的教材或著作中。如秦玉龙主编的《明医心鉴：历代名医临床经验集粹》等。笔者在中国知网（CNKI）上，以"程国彭""程钟龄""医学心悟"为关键词检索，至2018年，有期刊论文948篇，学位论文27篇。其内容主要涉及程国彭的学术思想、辨证方法、治则治法、方剂运用、临证体悟等方面，说明业内人士对于程国彭的医学思想和临证经验是非常重视的。程国彭所著《医学心悟》刊印后，由于其书通俗易懂，其法切实可行，其方简明有效，所以被后来众多医家所称道，如陆以湉的《冷庐医话》、鲍相璈的《验方新编》、江涵暾的《笔花医镜》、唐容川的《血证论》、聂云台的《温热标准捷效》等。其中，或记载运用《医学心悟》中方剂获效的验案，或高度评价程国彭方剂的实用性、有效性。

时至今日，程国彭所创方剂仍常用于临床，并多有效验。如以"止嗽散"为关键词，在中国知网（CNKI）上进行检索，仅2016年就有相关论文46篇。《医学心悟》作为程国彭一生临床经验及医著学习体会之大成，是清代以后中医临证入门的重要参考书。当代医史文献学家余瀛鳌先生，认为此书在"临床医学门径书中堪称佳作"。所以，深入研究《医学心悟》，采撷其学术精华，就其中对后世产生巨大影响的理论及相关内容进行深入挖掘与凝练，是非常有意义的工作。

本书在充分研读《医学心悟》的基础上，适当参考同时期的文史资料、后世医家论著、现代研究论文及相关医案报道等，对相关资料进行了全面整理研究，归纳出程国彭的主要学术思想及学术源流，探讨发掘其代表性、原创性的理论和学说，总结提炼其独特的临床经验和特色诊疗方法，以期为今后理论创新和临床运用提供借鉴。全书分为生平概述、著作简介、学术思想、临证经验及后世影响五个部分，重点介绍了程国彭的学术源流及学术特色，以及对程国彭临证中最具特色的诊疗思路进行挖掘与总结，如阐释其治疗咳嗽、痛证、中风、痰证等病证的独到见解，旨在将其学术思想重点突出、特点鲜明地展现出来。

本次整理研究所依据的程国彭著作版本为人民卫生出版社1963年出版的《医学心悟》，同时参考了中国中医药出版社1996年出版的《明清中医临证小丛书·医学心悟》，以及2009年出版的《新安医学名著丛书·医学心悟》，人民卫生出版社1955年影印的《医学心悟》。

本次整理研究，收集参阅了众多医学文献资料，也得到了众多专家的指导与鼓励。在此衷心感谢参考文献的作者及支持本项研究的各位同仁！

北京中医药大学　翟双庆　陈子杰　于宁

2021年10月

程国彭

生平概述

　　程国彭，字钟龄，又字小龄、山龄，号恒阳子，又号普明子；生于清康熙十九年（1680），卒年不详；新安歙县（今安徽歙县）人，清代著名医家。其因年少多病而发奋学医，在总结前人医理论述的基础上，结合个人临床经验，著成《医学心悟》（附《外科十法》）。书中系统而扼要地阐明寒、热、虚、实、表、里、阴、阳辨证，以及汗、吐、下、和、温、清、消、补之"医门八法"；临床辨治注重因时、因地、因人制宜；且不拘古法，善于创制新方。其对各科病证诊治的阐释，亦有独到之处。其论贯彻古今，结合临床，深入浅出，通俗易懂，见解独到，具有指导意义，对近现代以来的中医诊治体系产生了深远影响。

一、时代背景

　　程国彭所生活的清代康熙、雍正年间，是清朝统治的高峰阶段。在此期间，中国社会的各个方面，在原有的体系框架下达到极致，国力最强，社会稳定，经济文化快速发展，对程国彭从医也有着重要的影响。

（一）徽商儒家文化氛围奠定医学悟性

　　程国彭生活在清代康熙、雍正年间，这一时期的徽州在经济、文化、教育等方面都较为发达。当时的徽州不但徽商辈出，成为"十室九商"的商贾之乡，而且还因其"科甲蝉联"成为科举兴盛之地。经商为发家致富之途，科举是出仕为官之路，二者相互为用，使徽州得到了全面的发展。正如明代徽州的文学家汪道昆在《太函集·海阳处士金仲翁配戴氏合葬墓志铭》中所言："贾为厚利，儒为名高……一张一弛，迭相为用，不万钟则千驷，犹之转毂相巡。"徽州人认为，无论是经商，还是出仕为官，都离不开对儒家文化的学习。在一定程度上，徽州在徽商与徽官的促进下，成为一片经济繁荣、重学讲礼之地。

徽州人将科举入仕看作人生最高的价值追求，即便是徽商也拥有"贾而好儒"之誉，这得益于徽州人对文化教育、科举制度的重视。追溯徽州地区的发展历史，古徽州在汉代以前是地广人稀、地形多变的贫困山区，古代少数民族"山越"居住于此。而经过晋末、唐末及宋代中期的三次移民，从中原迁徙过来的汉族人民，已经在徽州地区繁衍生息。这些迁徙到徽州的汉人，将孔孟之道带入徽州，并一直秉承"崇儒尚教"的传统，非常重视文化教育，认为"第一等好事只是读书"。至宋明时期，该地区成为朱熹传播理学的重要场所，使得程朱理学深入徽州人心，成为徽州文化的核心思想。因此，徽州呈现出《（休宁）茗洲吴氏家典·序》中所描述的"读朱子之书，取朱子之教，秉朱子之礼，以邹鲁之风自待，而以邹鲁之风传之子若孙也"的景象。由此可见，儒家思想在徽州地区的影响是极其深远的。至清代，由于徽州地区的经济在徽商的带动之下蓬勃发展，致使徽州人对科举入仕的愿望更加强烈，各地方除了官方所办的官学外，徽州民间亦创立塾学、书院、宗学、文会等各种教育机构，为子孙科举入仕创造条件。这使得徽州地区"十家之村，不废诵读"，文化教育氛围极高。在这样的背景下，程国彭也同其他子弟一样，攻读四书五经，以求考取功名。可以说，康熙、雍正时期的古徽州，造就了良好的学术氛围，程国彭正是在这种环境熏陶下，打下了坚实的文化功底，培养了良好的悟性。如其《医学心悟·自序》中所言"其读书明理，不至于豁然大悟不止"。这种悟性，使程国彭不但善于观察、总结临证心得，还可将其笔之于书；所撰写的文章，条理分明，深入浅出。程国彭的同学、姻弟饶兆熊，为《医学心悟》所作序言中说："此予少时曾读《灵兰》，惊深渊浮云之喻，遂为却步望洋之叹，有不类河伯初时之溟也哉！程君钟龄，原字山龄，资分高，搜讨富，攻举子业，有声庠序。乃以家贫善养为务，问取岐黄书，寻绎往复。"可见程国彭儒学功底深厚，可以由儒自学中医，即所谓"所言悉有根柢，而笔又足以达之"。程国彭通过自身儒家功底自学中医，依靠悟性，终成一代名家，所以书名《医学心悟》。可见程国彭对于学医之悟有着深刻的体会，这与其坚实的儒家文化功底有着密切联系。如其《医学心悟·自序》中所云："爰作是书，以教吾徒，而名之曰《医学心悟》，盖警之也。然心悟者，上达之机；言传者，下学之要。二三子读是书，而更加博览群言，沉思力索，以造诣于精微之域，则心如明镜，笔发春花，于以拯救苍生，而药无虚发，方必有功。"

（二）新安医学流派环境影响医学之路

新安医学是中医学领域中极富有区域优势，且具有明显学术特征的重要医学流派，其学术成就突出，对中医学的影响颇为深远，是我们如今中医学研究的一个重要领域。新安医学中的"新安"二字，是依据地区地域命名的，在文献记载中，新安是与古徽州互称的地名，新安医学就是发源于此地的医学流派。

"新安医学"历史悠久，影响深远，其形成与兴盛的原因，与当时的政治、经济、文化等诸多因素有关。南宋建炎元年（1127），宋王朝迁都临安（今杭州），将中原文化带入了江南，新安作为临安之属郡，在经济迅速发展的情况下，文化也得到了繁荣。宋代新安地区经济、文化的昌盛，促进了新安医学的形成，也为其揭开了新安医学兴起的序幕。此时的徽州已经有相当数量的名医及名医世家，世代精研医学并留有医学著作。如新安第一代名医世家歙县张氏，仰承俯受110余年，救人无数，其代表人物张杲留有被誉为"医林之珍海"的著作《医说》。至明清时期，新安医学进入了全面发展时期。这时期的新安医家大量涌现，并纷纷著书立说，其内容涉及理论、诊断、方药及内、外、妇、儿、针灸、推拿各科。著名中医医史文献学家余瀛鳌先生曾评述说:"新安医学之医籍在地区命名之中医学派中可谓首富。"据统计,自唐宋至清代末年共有新安著名医家 745 人,共有著作 615 部。其中,唐代的杨玄操、宋元时期的张扩、张杲、程宏宾,明代的汪机、孙一奎、方有执、徐春甫,清代的汪昂、叶天士、吴谦、程文囿、程国彭等,均为新安医学的代表人物。新安医学中强调习医行事当"一以儒理为权衡""不为良相,便为良医"的思想,在明清时期广为流传。因此,众多新安医家都由儒入医,注重对古典医籍、文献,以及前人经验的总结。

程国彭生活于清代康熙、雍正年间的徽州,这个时期的徽州,经济、文化、教育都较为发达,新安医学也在这块土壤中得到全面的发展。徽州所辖的歙县、休宁、婺源、祁门、黟县、绩溪六县,涌现出众多著名医家,这些医家纷纷著书立说,留下了众多医学著作。程国彭也必然受到这种文化现象的耳濡目染,开始自己的探求医学之路。

作为清代著名的新安医家,程国彭所著《医学心悟》(附《外科十法》)对后世产生了深远的影响。"新安医学"的学术特点,在程国彭的著作中均有体现。"新安"地区"儒医"多,仅医官、御医就有 58 人,有各种仕绩的医家达 72 名,儒医重视对经典著作的诠注与阐发。程国彭自习医开始,就潜心研读《内经》《难经》《伤寒论》等医学典籍。在其著作中,大量引用了《内经》的原文,用《内经》理论来阐释疾病的病因、说明病证分类、指导治则治法。除此之外,程国彭还对《伤寒论》阐发了不少精辟的见解,形成了程国彭辨证八字纲领,以及"医门八法"等,为《伤寒论》研究提供了新的研究思路。

"新安医学"的另一个特点,是其所撰书籍言辞翔实,说理深入浅出。程国彭所撰《医学心悟》及《外科十法》,实为课徒之作,内容丰富,论证精要，涉及医理、诊断、方药、内、外、妇、五官各科，内容实用，言语平实，驭繁执简，是中医入门的重要参考用书。正是由于程国彭所著之书，融汇各医家之旨，且通俗易懂，具备了"新安医学"的诸多特点，故《医学心悟》成为新安医学代表著作之一，自其成书以来多次刊行。程国彭的著作，一方面促进了"新安"地区的医学普及，同时也扩大了"新安医学"在中医学历史上的影响。

（三）佛教医学思想影响下的养生之理

佛医是佛教文化与中国传统医药文化相互影响、相互糅合的产物。佛教医学，是以古印度"医方明"为基础，以佛学理论为指导，吸取和借鉴中国传统医药学的理论和临床特点，从而形成独具特色的学说体系。佛医讲求"内外兼修""身心并治"，以治心为内在目标，以治身为外在目标。佛医认为致病的原因主要有如下几大方面：首先，外感风寒、内伤湿热等引起的四大不调。其次，负面情绪引起的生理紊乱，如嗔恨、忧愁、焦虑以及大悲大喜等。第三，由贪嗔痴等烦恼导致的不良行为和生活习惯，如饮食不节、过度疲劳、色欲无度、酗酒等。程国彭晚年之后在普陀寺修行出家，也不可避免地受到佛家思想的影响。这点在《医学心悟·保生四要》能反映出来，如其云：

一曰：节饮食。人身之贵，父母遗体，食饮非宜，疾病蜂起。外邪乘此，缠绵靡己，浸淫经络，凝塞腠理，变症百端，不可胜纪。唯有纵酒，厥祸尤烈，酒毒上攻，虚炎灼肺，变为阴虚，只缘酷醉。虚羸之体，全赖脾胃，莫嗜膏粱，淡食为最，口腹无讥，真真可贵。

二曰：慎风寒。人身之中，曰荣与卫；寒则伤荣，风则伤卫。百病之长，以风为最；七十二候，伤寒传变；贼风偏枯，歪斜痿痹。寒邪相乘，经络难明；初在三阳，次及三阴；更有中寒，肢冷如冰；急施温补，乃可回春。君子持躬，战战兢兢；方其汗浴，切莫当风。四时俱谨，尤慎三冬；

非徒衣浓，惟在藏精。

三曰：惜精神。人之有生，惟精与神；精神不敝，四体长春。嗟彼昧者，不爱其身；多言损气，喜事劳心；或因名利，朝夕热中；神出于舍，舍则已空。两肾之中，名曰命门；阴阳相抱，互为其根；根本无亏，可以长生。午未两月，金水俱伤；隔房独宿，体质轻强。亥子丑月，阳气潜藏；君子固密，以养微阳。金石热药，切不可尝。积精全神，寿考弥长。

四曰：戒嗔怒。东方木位，其名曰肝。肝气未平，虚火发焉；诸风内动，火性上炎。无恚无嗔，涵养心田；心田宁静，天君泰然。善动肝气，多至呕血；血积于中，渐次发咳。凡人举事，务期有得；偶尔失意，省躬自克。戒尔嗔怒，变化气质；和气迎人，其仪不忒。

以上四点，可以反映出程国彭养生理念受到佛教医学思想影响，同时，还从传统中医学角度进行了阐释，可谓有所贯通。

二、生平纪略

《清史稿》及各地府志中，未收录程国彭的生平事迹。因此，对于程国彭的籍贯、家世、生平、师承等资料，仅在其所著《医学心悟》中有少许记载。另外，在一些医论、医话，以及民国时期的《续修四库全书总目提要》和部分县志中有少许资料，可以从中大致了解程国彭的生平。

据《医学心悟》饶兆熊序云："程君钟龄，原字山龄，资分高，搜讨富，攻举子业，有声庠序。乃以家贫善养为务，问取岐黄书，寻绎往复。"指出程国彭年轻时曾习儒，后因"家贫善养"而学习医学。其从医的原因，在《医学心悟·自序》中说得更为直接。其云："予少多病，每遘疾则缠绵难愈。因尔酷嗜医学，潜心玩索者有年，而四方求治者日益繁，四方从游者日益众。然此衷常栗栗危惧，凡书理有未贯彻者，则昼夜追思；恍然有悟，即援笔而识之。历今三十载，殊觉此道精微。思贵专一，不容浅尝者问津；学贵沉潜，不容浮躁者涉猎。盖以上奉君亲，中及僚友，下逮卑幼，性命攸关。其操术不可不工，其处心不可不慈，其读书明理，不至于豁然大悟不止。爰作是书，以教吾徒，而名之曰《医学心悟》。"由此可知，程国彭还曾因为年少多病而留心于医药，并经过三十年的潜心学习，方有所体悟。

另外，据《安徽省志·人物志》记载，程国彭于"中年后为一场人命案牵累，被打入死牢。恰逢巡抚的母亲有疾，百治无效，程国彭为其治疗而获痊愈，巡抚遵母命让程国彭逃走；从此隐姓埋名，到黄山普陀寺出家，法名普明子。出家后，一边研修净土宗佛教，一边继续从事医学研究，为人治病"。在普陀寺出家的那段时间，程国彭对于中医外科有了比较深的诊治体会。如其在《外科十法》前言中说："《外科十法》者，予归宗普陀时所作也。余自普陀生长天都，五十有三载，业医者凡三十年，爰著《医学心悟》一书，详言内证，梓行于世，而外科有未及。壬子冬，还归普陀修行，适逢圣祖仁皇帝广发帑金，修葺我菩萨行宫，前后寺僧及工作人等，不下数千人。其中，病患不一，予为调治悉痊。复有患背疽者，有患广疮、疥癣者，投以膏散，不半月而收功。因思予在天都时，仅著内科，而未及外科，亦一时之阙略也。乃复聚精会神，参悟外科旨要，约以十法，而施治之道，似无余蕴。言简而赅，方约而效，以之问世，庶几其有小补乎？将见十法一书，与《医学心悟》，并行于天壤间也。"可见，程国彭不仅善于读书总结，还密切联系临床实践，所以《医学心悟》出版后，很快成为中医临床入门的读物。

三、从医经历

程国彭自学成医，善于学习总结，并心有所悟，且付诸实践。《医学心悟》一书，无论是在理论阐述上，还是临床诊治方面，都是一部有价值的佳作。

（一）因病为医

程国彭最初为儒生，学习四书五经，力图科举入仕。由于其天资聪慧，勤奋好学，在当地颇有名声。但由于程国彭家境贫寒，而年少时又体弱多病，每遇疾病则缠绵难愈，使他深刻认识到医学的重要。恰如《医学心悟·自序》所云："病卧于床，委之庸医，比于不慈不孝，是以为人父子者，不可以不知医。"就"知医"的重要性，他列了三条。"知医"可以"上奉君亲，中及僚友，下逮卑幼"；"知医"则"以之保身而裕如，以之利人而各足"；"知医"可"俾闾阎昌炽，比户安和，永杜夭札之伤，咸登仁寿之域。岂非业医者所深快乎！"

程国彭潜心钻研数年，颇有心得，如《医学心悟·饶序》云："乃以家贫善养为务，问取岐黄书，寻绎往复。又于张、刘、李、朱四大家，贯穿融会，一编入手，必有所折中，不从门面语掩饰时人之耳目。"学医中，程国彭态度严谨，博极群书，既钻研医理，又勤于临证，主张兼收并蓄各家之长，所谓"博览群言，沉思力索"。其门人吴体仁所作序中说："吾师钟龄先生，博极群书，自《灵》《素》《难经》而下，于先贤四大家之旨，无不融会贯通。"程国彭不但钻研中医的古典医籍，还对后世的医家理论深入研究。

程国彭重视中医经典理论，在其论述疾病产生的原因及治疗原则等方面，大都引用《内经》《难经》中的论述。除此之外，程国彭对张仲景的《伤寒杂病论》研究亦较为深入。《医学心悟》第二卷，专门讨论伤寒类疾病诊治。程国彭认为，对待后世各家的观点，应当博采众家之长，将各家学说融合在一起用于临床，对其理论不可偏废。因此，程国彭在《医学心悟·凡例》中说："四子之书，合之则见其全，分之即见其偏……兹集兼总四家，而会通其微意，以各适于用"。

程国彭的徒弟吴体仁，撰写《医学心悟》序言时，谈及程国彭用药选方，大多遵从先贤之医理，而又能从中创新发挥。说明程国彭不但继承了历代名医的学说或观点，还对古代医家的理论加以融会贯通。《医学心悟·吴体仁序》云："盖昔人之论分，分则偏；先生之论合，合则全。"而这种全面而不偏颇的医学理论，更适用于临床实践。当然，程国彭对先贤的医学理论，并不是简单地罗列和叠加，而是在反复研读，领会精髓的基础上进行升华，最终成为自己的学术思想。吴体仁又曰："昔人有引而不发之旨，得先生之剖抉，而灿如日星；昔人有反复不尽之论，得先生之辨晰，而悉归简易。"（《医学心悟·吴体仁序》）可见，程国彭善于阐发古人医理中晦涩难懂的部分，使其义理深入浅出，清晰明了。

程国彭行医过程中，由于"四方求治者日益繁""踵门者无虚日，经年累月"，使其"自憾无广长舌，化百千身，以应人之求也"。由此认识到医学教育的重要性，因为要使自己有"广长舌"，能"化百千身"之唯一办法，只有广收门徒，多育桃李。所以，其从此献身于医学教育，乐此不疲，终生为之呕心沥血。《医学心悟》一书，就是程国彭为教授弟子所著，书中体现了程国彭的医学教育思想。程国彭在从医之后，"四方从游者"日益增多。程国彭认为，医学关乎性命，医者责任重大，必须要悉心钻研。同时，他还强调理论学习与临床实践相互结合，主张以读书、见症、辩论的形式，进行师生之间的交流。如《医学心悟·吴体仁序》云："朝而诵读，昼而见症，夜而辩论，如是者有年。"此不仅是吴体仁的自谦之言，更是程国彭与门人间教学活动的真实写照。同时，《医学心悟·吴体仁序》提到："年来备极攻苦，常彻夜不寐。天未曙，辄剪烛搦管，举平时所心得者，一一笔之于书。间有未缜细者，必绳削之，至于尽善而后已。其中，条分缕析，因症定方，不肯稍留余憾，以误后来学者。"由此可见，程国彭献身医学教育事业，乐此不疲、呕心沥血地付出。程国彭这种为教学"备极攻苦"的精神，坚持一丝不苟积累和整理医教"心得"体会的作风，对教案反复"绳削之"，必达"尽善而后已"的认真态度，"不肯稍留余憾以误后来学者"的强烈责任心，都为我们医学教育工作者树立了良好的榜样，达到"昔人有引而不发之旨，得先生之剖抉，而灿如日星；昔人有反复不尽之论，得先生之辩晰，而悉归易简"；所论"方药一衰诸古，而又能神而明之，以补昔人智力之所不逮"的境地。由于先生"所言悉有根柢，而笔又足以达之，故四方从游者日益众"。此为我们今天的中医教育提供了宝贵借鉴。

（二）因医而悟

程国彭治学严谨，认为学习医术，必当"博览群言"，而同时又强调要认真思索。其在《医学心悟·自序》中云："凡书理有未贯彻者，则昼夜追思，恍然有悟即援笔而识之；历今三十载，殊觉此道精微，思贵专一，不容浅尝者问津；学贵沉潜，不容浮躁者涉猎。"其弟子吴体仁在《医学心悟·吴体仁序》中亦说："先生学弥精，心弥下，年来备极攻苦，常彻夜不寐，天未曙，辄剪烛栉管，举平日所心得者，一一笔之于书。间有未缤细者，必绳削之，至于尽善而后已。"由此不仅可以看出，程国彭自身严谨的学习态度，同时反映出他对于医学习业者，有着非常高的要求。

浅尝辄止，急于求成，这是学习医学中的大忌。修习医学，想要在"精微之域"有所造诣，就必须潜心学习、钻研医理，要耐得住寂寞，坐得住冷板凳，要勤学苦练，还要用心体悟。如程国彭自序所谓："知其浅而不知其深，犹未知也；知其偏而不知其全，犹未知也。"这是在强调学习要深入而全面，不可仅掌握文字表面的内容而不求甚解，也不可固执一家之言以偏概全。程国彭强调只有用心学习、钻研、思考、领悟，才能掌握高深医理，探索出医学中的诸多精妙的奥秘。他还指出"其操术不可不工，其处心不可不慈，其读书明理，不至于豁然大悟不止"，要做到"沉思力索，以造诣于精微之域，则心如明镜，笔发春花，于以拯救苍生，而药无虚发，方必有功"。

学医者自身的用心体悟与钻研，对于医学人才的培养同样非常重要。医学理论精深而几微，难以把握，离开学习者自身的全身心投入与一定程度的悟性，要想在医学领域有高深的造诣也是不太可能的。《医学心悟·自序》："心悟者，上达之机；言传者，下学之要。"从中可以看出，程国彭认为在医学教学过程中，教学者的言传身教和学习者的用心体悟二者都非常重要。《医学心悟·吴体仁序》中也说："至其命是编也，曰《医学心悟》，诚以学非精详不可以云学，学必会通乃可以言悟。悟不先之以学，则无师而所悟亦非；学不要之以悟，则固执而所学亦浅。而其原总操之一心。学者心学之也，悟者心悟之也。心学之而心悟之，夫而后其心即上天好生之心、如来普济之心也。"同样指出了程国彭在书名中将"学"与"悟"两者并提的重要意义。程国彭对于在医学教育中将"心学"与"心悟"并重的教学理念，至今仍具有重要借鉴意义。在学习方法上，他要求坚持"沉思力索"。他谈到，从医"历今三十载，殊觉此道精微。思贵专一，不容浅尝者问津；学贵沉潜，不容浮躁者涉猎"。学习轻浮，急于求成，浅尝辄止，是学不好的。故他认为，"心悟者，上达之机"，只有用心思考、领悟，才是掌握高深医理的契机。为此，他要求学生要有"读书明理，不至于豁然大悟不止"的决心。做到"凡书理有未贯彻者，则昼夜追思，恍然有悟即援笔而识之"。通过"沉思力索"，用心领悟，使学生达到"以造诣于精微之域，则心如明镜，笔发春花，于以拯救苍生，而药无虚发，方必有功"的教学目标。程国彭将其为授门徒所著之书，命名《医学心悟》，即寓"沉思力索"以达"造诣于精微之域"之义，良苦用心，不言而喻。

（三）熟读经典

程国彭治学严谨，力倡学医要"博览群言，沉思力索"。在学习内容上，他主张"博览群言"，要求自《灵枢》《素问》《难经》入手，再学张仲景，继读"四子之书"。他认为，医道自《灵枢》《素问》《难经》而下，首推张仲景，以其为制方之祖也。《内经》《伤寒论》《金匮要略》，皆为中医奠基之作，历代医家公认其为中医学之经典。《难经》以问难形式解释《内经》要旨，且在某些方面有所发展。"四子之书"则为中医学中具有代表性的四大学术流派，皆是在继承经典之基础上各创新学，在不同方面发展了中医学，但又都有自己的局限性。读经典打基础，即为学各家之说准备了条件；而学各家之说，又有助于进一步理解经典著作，并可在吸收各家之长以"会通其微意"的基础上，达到全面掌握医学理论和医学技能之目的，亦即程国彭所说的"医道亦大全矣"。

由此可见，程国彭非常注重经典的学习。其在《医学心悟》一书中，对《素问》《灵枢》《难经》《伤寒杂病论》等经典之中的医理、治法、制方的引用不计其数。在程国彭自身治学及教育弟子的过程中，都强调中医经典的重要性。

首先，程国彭对《内经》的理论颇为钻研。其经常引用《内经》中的论述来阐释医理，这成为其医学理论中的一部分。引经据典，是古人著书立说的特点。在《医学心悟》全书中，共有 50 余处的引文来自《内经》原文，包括"经曰""经所谓""经云"等，都是直接引用。例如：《医学心悟·医门八法》中，阐述"论汗法"条下引："经云'邪在皮毛者，汗而发之'"；"论消法"条下引："经云'坚者削之'"；"论吐法"条下引："经云'其高者，因而越之'"；"论清法"条下引："经云'热者寒之'"；"论温法"条下引："经云'寒者热之'"；"论补法"条下引："经曰：'不能治其虚，安问其余。又曰：邪之所凑，其气必虚。又曰：精气夺则虚。又曰：虚者补也。'"等，不一而足。此外，还有对《内经》理论继承的诸多痕迹，虽然为之言引"经"，但是理论出自《内经》无疑。比如《医学心悟·医中百误歌》篇中所言："太仆之言须诵读（王太仆云：热之不热，是无火也；寒之不寒，是无水也。无水者，壮水之主以制阳光；无火者，益火之源以消阴翳。此谓求其属也。）""亢则害兮承乃制，灵兰秘旨最神良（亢则害其物，承乃制其极，此五行四时迭相为制之理）。"这些理论也都来自《内经》。再如，《医学心悟·伤寒门》中对于六经证候的解释，论及太阳经证之头痛、发热、项脊强、身体痛、恶寒等；阳明经证之目痛、鼻干、唇焦等；少阳经证之目眩、口苦、耳聋、胁痛等；太阴经证之腹满痛；少阴经证之口燥咽干而渴，或咽痛等；厥阴经证之少腹满、舌蜷、囊缩等。以上六经证候，虽然出自《伤寒论》，但究其根源，还是以《内经》所奠定的经络理论为基础的。《内经》中所论述的医学理论，对于整个中医理论的形成和完善，奠定了极其重要的基础。以上种种例证皆可表明：程国彭对《内经》的理论研究，已经非常深入，而且极其尊崇《内经》相关理论，以至于其大部分的医学理论之渊源，皆可追溯至《内经》。

其次，程国彭对《难经》理论也有引用和阐发。其不仅在《医学心悟》的凡例中提到《难经》，而且在其对八法之"补法"的认识中，尤其推重《难经·十四难》所谓"损其肺者，益其气；损其心者，和其荣卫；损其脾者，调其饮食、适其寒温；损其肝者，缓其中；损其肾者，益其精"这一理论。但全书中只在阐释"补法"和论述"虚劳"的篇章中，直言对《难经》理论的引用。《医学心悟·胁痛》篇中，重复了对"损其肝者，缓其中"这一理论的继承。

其三，程国彭对张仲景学说推崇备至。《医学心悟》凡例中说："医道自《灵》《素》《难经》而下，首推仲景，以其为制方之祖也。"还说："予读仲景书十数年，颇有心得……可渐登仲景之堂而入其室。""长沙用药寒因热用，热因寒用，或先寒后热，或先热后寒，或寒热并举，精妙入神，良法具在。""仲景立法精粹，学者宜致思焉。"《医学心悟》一书的诸多章节中，都以《内经》或张仲景《伤寒论》的有关经文，作为进行理论剖析的立足点，书中还多处盛赞"仲景用药之微权，而其用心亦良苦"。在《医学心悟·伤寒门》中，程国彭对张仲景理论进行精简恰当的阐释，可见程国彭对张仲景学说的苦心钻研与推崇。

此外，程国彭对于张仲景以后的诸多著名医家也多有推重。如在金元四大医家中，程国彭认为，"东垣详论内伤，发补中、枳术等论，卓识千古，而于阴虚之内伤，尚有缺焉。朱丹溪从而广之，发阳常有余、阴常不足之论，以补前贤所未及，而医道亦大全矣"（《医学心悟·凡例》）。对于李杲，程国彭在"医中百误歌"一篇中提出"虚中有实实中虚，用药东垣有次第"，赞李杲之"《脾胃论》《内外伤辨》，补中、枳术等方，开万世无穷之利"。在汗法、下法、清法之中提到李杲用方，在内伤诸病证更是多有对李杲用方的推荐和介绍。全书共计有 11 处，明确指示李杲的用法用方，对于朱震亨，程国彭同样多有赞誉之辞。"火字解"一篇，尤其体现了程国彭对朱震亨所论虚火实火的肯定与继承。八法之中，也有很多处引了朱震亨用方。对于杂证的辨证论治，程国彭也多次提到和介绍朱震亨用方。如"杂证主治四字论"中提到："杂证主治四字者，气、血、痰、郁也。丹溪治法，气用四君子汤，血用四物汤，痰用二陈汤，郁用越鞠丸，参差互用，各尽其妙。"全书共计有 20 处明确提示系朱震亨的用法方药。除以上列举的医书和医家外，程国彭在《医学心悟》中提到的医家及医书，还有张子和、薛己、《儒门事亲》《千金》《活人》《河间三书》《伤寒赋》《外科正宗》《中藏经》等。

综上所述，程国彭非常注重经典的学习与运用，对《难经》理论也有引用和阐发，对张仲景学说苦心钻研并切实运用，对张仲景以后的诸多名家也多有推重。笔者也深感熟读中医经典，明晰中医理论的本源和主体内容，是学习后世各家之说的基础；而学习后世各家之说，不仅有助于进一步理解经典著作中的精深难懂之医理，而且可以在吸收各家之长的基础上，加以"会通"，以期达到更加全面地掌握医学理论与医学技能之目的。此即医道之大全。

（四）仁心行医

程国彭自 23 岁开始行医，认为医学是一门治病救人的仁术，与病人的"性命攸关"；论及医学"存之心则为仁术，见之事则为慈祥"；强调"其操术不可不工，其处心不可不慈"；提出医生的职责，就是要"仰体天帝好生之心，修证菩提普救之念，俾闾阎昌炽，比户安和，永杜夭札之伤，咸登仁寿之域"；医生的医疗态度，就是要坚持在"诊视之际，不论贫富贵贱，咸细心处治，审症必详，用药必当"。其本身更是身体力行，垂范后昆。如其为远路来诊者提供宿食；将治病"所获之钱，多合膏散，任人取携"；为贫困者免费诊治，甚至"钱到即散，总为此事着力"等等。因此，程国彭在治疗疾病之时，审证细致，用药精当，往往取得较好的效果；当与别人谈及医学知识时，也总是乐于与他人分享。由于上门求诊、求教者日益增多，程国彭感慨自己分身乏术，有时出访他地之时，常常错过登门求诊之人。因此，程国彭将自己的从医心得，著之于书，撰写《医学心悟》，用来教授自己的徒弟，以求培养出更多医生，治病救人。如《医学心悟·饶序》云："由是出而问世，踵门者无虚日，经年累月，每为远地作信宿客，凡有来者，多叩门而返。自憾无广长舌，化百千身，以应人之求也。爰著《医学心悟》一书，授之生徒。所言悉有根柢，而笔又足以达之，故四方从游者日益进。"程国彭在教授弟子的过程中，强调用药需要精当，注重未病先防的养生思想。如《医学心悟·饶序》云："（程氏）尝语门弟子曰：一壶冰，三斛火，只在用之适其宜耳。然而上工治未病，中工治已病。昔医缓兄弟三人，其二兄治病，治于未形，虽名不闻于诸侯，而所学益大。"同时，程国彭医德高尚，诊治认真负责，行医所获的钱财，用来制作药物，免费发放救治百姓。如《医学心悟·饶序》云："一日所获之钱，多合膏散，任人取携，投之辄效。穷乡得此，有一服而两人分饮取验者。膏去风毒及百病，凡有患处，贴肤而消除者，啧啧有言。此岂虚声动人之听闻哉！频年以来，钱到即散，总为此事着力，视昔之崔世明、李庆嗣不少让。诊视之际，不论贫富贵贱，咸细心处治，审症必详，用药必当。眼光所到，四面流通，无非实地济人之心，所着方书，抄阅者众。"

在《医学心悟·饶序》中，饶兆熊评价程国彭说："频年以来，钱到即散，总为此事着力，视昔之崔世明、李庆嗣不少让。诊视之际，不论贫富贵贱，咸细心处治，审症必详，用药必当。眼光所到，四面流通，无非实地济人之心，所著方书，抄阅者众。"其弟子吴体仁更加赞誉其师："与上天之好生，如来之普济，心心相印也哉。"从字里行间可以体会到程国彭乐善好施、和蔼细心的品格。

程国彭在撰写《医学心悟》之时，已经行医三十余年。此时，由于程国彭高尚的医德医风，而受到众多百姓的爱戴。程国彭认为，医学本就是仁术，治病、救人、济世是合而为一的。程国彭在教授弟子之时，也极其重视医德医风的培养。程国彭在《医学心悟·自序》中云："盖以上奉君亲，中及僚友，下逮卑幼，性命攸关。其操术不可不工，其处心不可不慈，其读书明理，不至于豁然大悟不止……仰体天帝好生之心，修证菩提普救之念，俾闾阎昌炽，比户安和，永杜夭札之伤，咸登仁寿之域。"正是体现了这一点。程国彭仗义疏财，济困救民，怀有上天好生之德，深受乡民爱戴。正如《医学心悟·饶序》中所曰："一日所获之钱，多合膏散，任人取携，投之辄效。穷乡得此，有一服而两人分饮取验者。"由此可见，程国彭及其门人施舍医药以救民众的状况。从《医学心悟》一书中，我们能找到很多例证，从而看到程国彭忧心于天下苍生之苦的悲悯情怀，以及带领其门人"拯黎元于仁寿，济羸劣以获安"的丰功伟业。如其在《医学心悟·类中风·神术散》篇中所云："予尝合此普送，药到病除。"《医学心悟·痢疾》亦云："予因制治痢散，以治痢症初起之时……制药普送，效者极多。"都记录了其送药之事。又如，《医学心悟·咳嗽》："予制此药普送，只前七味，服者多效。"此处所送之药为止嗽散。此外，治疗鼓胀的和中丸，治疗瘰疬的消瘰丸，外科用药中的普救万全膏、天下第一金疮药等，程国彭亦都结缘赠送。

程国彭在送药之余，对自己所创之方亦不吝啬，为方便远途而不易取药者，将其所创立之方，刻印广传。程国彭在《外科十法·跌打损伤》中云："予制此药普送，因路远者一时难取，故刻方广传之。今并笔之于书，则所传益广矣。各乡有力之家，宜修合以济急也。"这些都是程国彭带领其弟子拯世济民至无私，行医舍药为乡邻的真实写照。

同时，《医学心悟》首卷第一篇"医中百误歌"中，从医家误、病家误、旁人误、药中误、煎药误等五个方面，归纳了在医疗过程中导致各种失误的原因，相当于现代医学伦理学的内容，具有很重要的现实意义。医家之误，包括医技与医德两个方面的内容。医技方面，从脉、因、证、治等方面，论述了医家临证中的失误，并提出很多解决措施。医德方面，包括强识病、薄愚蒙、不克己等方面的错误，即告诫后人不可不懂装懂、不可愚弄病人、不可骄傲自大。总之，要求医家既要具备精湛的医术，还要具备高尚的医德。在整个医疗过程中，患者与医生的积极配合，是影响疾病治疗顺利成功与否的重要因素。《医中百误歌》中所提出的病家之误，包括以下六个方面：①延误病情；②隐瞒病情；③急于求成；④守方误时；⑤摄生失宜（包括饮食起居不当与情志失宜）；⑥服药不当。除了医家之误和病家之误，程国彭对旁人（主要指患者的陪护人员和家属朋友等）也有要求。旁人之误体现在：1.代惊惶。包括紧张慌乱，不仅给病人造成心理负担，还瞎指挥，干扰正确的医疗过程。2.引邪路。指旁人信奉封建迷信思想，只因道听途说而将患者引上错误的治疗途径。程国彭在《医学心悟·医中百误歌》中提出："旁人误，引邪路，妄把师巫当仙佛，有病之家易着魔，到底昏迷永不悟。"意指世上多有因病乱投医，迷信巫师之言，不幸丧失正确的治疗机会，而至终"昏迷永不悟"的情况。冰冻三尺非一日之寒，疾病的降临，往往不是一日之内的莫名灾祸，而是具有一定的切实病因，或者是诸多因素共同起作用的结果。这提示人们需要认识到，应当积极地找寻病因所在，祛除疾病痛苦。但在此过程中却不能急于求成，更不可偏听、偏信，这往往导致受人蒙骗，误入歧途。如《医学心悟·转女为男》明确指出，有方家记载，将皮革系于身上，或是佩戴雄黄，或是将公鸡的羽毛藏在床褥之下，或是将斧头藏在床下种种，可将孕妇腹中的女胎转为男胎等，皆不可信。虽然程国彭所云之戒杀放生、广积功德之法也多有命理之说，但其更多的是强调顺其自然、实事求是。另外，程国彭还提出药中误和煎药误，强调了药材的质量、药物的炮制、称量、煎煮过程中出现的种种错误。这些问题，同样是当今的事实，所以具有重大的现实意义。

今天，在安徽歙县一带，还流传着程国彭施计治足痿的故事，反映出程国彭医术的高超。

附：程国彭施计治足痿

有一个富翁，身患足痿，只能用手扶着东西，才能缓慢地行走。富翁四处求诊，吃过许多药物都没能好转。偶然的一次机会，这个富翁来到程国彭修行的寺院，请求其给予诊治。程国彭了解病情之后，知道富翁所患的足痿之证，不是单纯的药物能够治疗的，于是打扫出一个房间，将富翁留下来进行治疗。富翁居住的房间，摆设了许多的古董珍玩，在富翁的座位旁放置了一个很高很大的瓷瓶。程国彭向富翁一一展示他的这些收藏，并夸耀这些古玩价值。程国彭最后隆重介绍富翁座位旁边的瓷瓶，说这件瓷瓶是价值连城、千金不易的臻品。其实，这个古董瓷瓶只是个赝品。富翁在这里居住了几天，却看不见程国彭的面，也没有得到开方吃药等治疗，每天只能干坐在房间里，烦闷不已。而其走路必须扶持重物，看到座位旁边仅有这个瓷瓶，就想着拿瓷瓶当拐杖拄着前行。正当其拿起瓷瓶准备走路之时，在一旁暗中观察的程国彭突然呼喊，使得富翁失手打碎了瓷瓶。富翁大惊失色，呆呆地站在一旁，不知道打碎了如此贵重的花瓶，该怎么办才好。程国彭上前握住富翁的手说："不要惊慌，试着跟我走。"富翁竟然能够跟随着程国彭一同行走，他举步平稳，行走如常，如同未患病之时。多年的疑难杂证，一下子就治好了。程国彭这才告诉病人，摔碎的东西并非稀世之宝，是为解除其心上的压力、转移注意力而设的计谋。病人恍然大悟，连声赞扬程国彭的医术高明。

（五）向佛修行

雍正十年（1732），适逢程国彭53岁，其所撰写的《医学心悟》完成并付之于刊刻。此时，程国彭认为，自己学医的心得可以流传于世，算是完成了心中的一件大事。因此，在《医学心悟》出版后不久，程国彭到普陀禅寺出家修行，并完成《外科十法》的撰写。然而遗憾的是，就目前收集到的资料来看，程国彭自《外科十法》成书以后的生平事迹，都无从考证，仅有关于程国彭出家的传说流传于世。

近几年来，对程国彭出家为僧还是为道颇有争议。如互联网上的"百度百科"中，有"程钟龄修行并非为僧，乃是修行为道"之言。一是用1955年人民卫生出版社影印程树滋堂藏版的《医学心悟》为证，因其书扉页有"天都钟龄道人著"字样，认为其出家其实是修道。二是依据程国彭自号"天都普明子"，认为其"普明子"中以"子"字结尾，是道教的称谓，故推断其出家为道。还有依据《医学心悟》书中所载《人参果》篇的义理产自道教，因此推断程国彭信奉道教。然而，这种推断与程国彭在书中正文所述，又存在明显的差异。程国彭的行文中亦多次用及佛教的术语，如"修正菩萨普救之念"，且《外科十法》"题跋"更是表明了其修行之地为"菩萨行宫"，与寺僧相处。据此，我们考究了一下佛教、道教的发生发展历程，发现佛教、道教在明清时期已相互渗透。佛教发源于印度，自传入中国后，与本土形成的道教思想融合，在历经数次佛道冲突、灭佛、弘法之后，逐渐形成了佛道交融的情况。这种交融，不但表现在佛道义理上，还表现在佛道两教的形式上。因此，单从程国彭的用语及其名号等来判断为僧为道，恐怕欠妥。且程树滋堂藏版的《医学心悟》扉页上"天都钟龄道人著"中的"道人"，究竟是否表明程国彭信奉道教尚待考证。在法琳之《辩正论》中，介绍陶弘景与冲和子敬虽为道教人士却十分敬重佛法。《南史·陶弘景传》中记载陶弘景晚年"曾梦佛授其菩提记云，名为胜力菩萨。乃诣鄮县阿育王塔自誓，受五大戒"。陶弘景临死时，又遗嘱"冠巾法服……通以大袈裟覆衾蒙首足……道人道士并在门中，道人左，道士右"。这里所指的"道人"，就是佛徒。在佛教中亦有"道人"的称呼，解释为休习正道、正法之人。因此，也可以说"天都钟龄道人"是指程钟龄信奉佛教，为佛教弟子。

更为有力的证据，是对程国彭出家修行之地的考证。程国彭在《外科十法》的"题跋"中说："余自普陀生长天都，五十有三载，业医者凡三十年，爰著《医学心悟》一书，详言内证，梓行于世，而外科有未及。壬子冬，还归普陀修行，适逢圣祖仁皇帝广发帑金，修葺我菩萨行宫，前后寺僧及工作人等，不下数千人，其中病患不一，予为调治悉痊。复有患背疽者，有患广疮、疥癣者，投以膏散，不半月而收功。因思予在天都时，仅著内科，而未及外科，亦一时之阙略也。乃复聚精会神。参悟外科旨要，约以十法。"这里明确提出，其修行在"菩萨行宫"，而且参与修葺的人员有大量的"寺僧"。

　　然而，对于《外科十法》"题跋"中的这段话，也有人存在异议。这里面所述"壬子冬"，即为清雍正十年（1732）的冬季，而文中所述广发帑金的圣祖仁皇帝却是康熙。在雍正时期，康熙皇帝已经驾崩，因此有人对康熙皇帝出资修缮寺院一说产生怀疑，认为"适逢圣祖仁皇帝广发帑金"一句有误。还有人据此认为"壬子"的公元纪年，可能需要向前推一甲子，即清康熙十一年（1672）。实际上，普陀之地分为北普陀和南普陀。而据史料记载，北普陀即现在的普陀山，确有一座寺院名为护国永寿普陀禅寺。普陀禅寺，原名为"不肯去观音院"，创建于唐代咸通年间。相传唐大中三年（849），日本僧人慧锷从五台山请了一尊观世音菩萨像，准备用船只将其东渡运回日本，然而，船只途经普陀山几次受阻，只好将菩萨像留给当地的居民供奉，因此得名"不肯去观音院"。宋元丰三年（1080）改名为"宝陀观音寺"，此时寺院以供奉观世音菩萨为主，一时之间，香火鼎盛。至明太祖朱元璋时期，实行海禁毁寺，致使该寺院再度被毁。明万历三十三年（1605），朝廷拨款重修，更名为"敕建护国永寿普陀禅寺"，使该寺院成为江南规模最大的寺院。清康熙八年（1669），该寺被荷兰殖民侵略者抢劫一空，毁坏殆尽。清康熙三十八年（1699），皇帝敕令重新修建。程国彭所言为"圣祖仁皇帝广发帑金"，其中"圣祖仁"是康熙皇帝的庙号。所谓庙号，是帝王晏驾后在庙中被供奉时所用的名号，应该说在程国彭写"题跋"之时，康熙皇帝已经驾崩，所以称其庙号以表尊敬，因其重建过程较为漫长，直至雍正时期才初步完成。其时间历程与程国彭文中所述相符。因此，《外科十法》"题跋"中的"壬子"年，实应为清雍正十年（1732）。

　　由此可以推知，程国彭晚年归信佛教，在普陀山普陀禅寺修行。此时正值该寺院进行修葺工作，在寺院中工作的僧众数以千计，程国彭在此为罹患疾病的人员进行诊治。在治疗中，程国彭意识到，自己之前所著的

《医学心悟》仅仅涉及内科，而对于痈、疽、疮、毒之类的外科病证未有论述，因此又将临床之中治疗外科的心得加以总结、归纳，撰写了《外科十法》一书，附在《医学心悟》后一同刊行于世。自此，程国彭的著作涵盖了内、外、妇、五官科等方面。

四、相关考辨

程国彭虽然为清代康熙、雍正间名医，但是关于其生卒年代及籍贯，《中医大辞典》《中国医学百科全书》等工具书却语焉不详，现代一些其他文献资料也有着不同的说法。

（一）生卒年代考辨

有关程国彭的生卒年代，在现代相关文献中，有如下几种说法：①张贵才在《中国中医药报》2011年7月13日第8版上发表"程国彭与《医学心悟》"一文，认为程国彭生于清康熙十九年（1680），卒于清雍正十一年（1733）。②陈雪功所著《新安医学学术思想精华》中，认为程国彭生于清康熙十九年（1680），卒于雍正十三年（1735）。③姚朝晖在《新中医》1984年第10期上发表的"程国彭和他的《医学心悟》"一文，认为程国彭生于康熙元年（1662），卒于雍正十三年（1735）。此观点与1958年出版的《安徽历史上的科学技术人物》一书所载相同。2014年，秦玉龙所著《明医心鉴》所载程国彭生卒年代也与此同。④据《安徽省志·人物志》记载，程国彭约生于清顺治十七年（1660），卒于雍正十三年（1735）。

由上可以看出，关于程国彭的出生年代，不同观点中的时间前后相差近20年；其逝世的年份，也不尽相同。程国彭所著《外科十法》"前言"中说："自普陀生长天都，五十有三载……"据文献记载，这本《外科十法》成书于"癸丑"年，即清雍正十一年（1733），若按当时程国彭53岁计算，则可以推知程国彭大约出生于清康熙十九年（1680）。《遂初轩医话》中，有程国彭"生于康熙十九年"之句，康熙十九年为"庚申"年，即清康熙十九年（1680），与之前推算相吻合。所以笔者认为，程国彭生于康熙十九年（1680）"庚申"的说法较为真实。而同时又可根据程国彭所著《外科十法》之"跋记"中的"五十有三载，业医凡三十年"一句，推知程国彭从23岁开始从医，即清康熙四十二年（1703）开始以医为业。

关于程国彭的卒年，根据现有文献资料，尚未能得出确切结论。但可知其所著《医学心悟》，成书于雍正十年（1732）春，同年壬子冬程国彭归宗普陀，也就是说雍正十一年（1733）后，程国彭就远离世事，出家修行了。

（二）籍贯考辨

关于程国彭的籍贯，也有几种说法：①《续修四库全书总目提要》认为，程国彭是徽州人。②《安徽省志·人物志》和《中医大辞典》，认为是新安歙县人。③《明医心鉴》和《中国一百名医图》，认为是天都人。④有部分文章认为是郡城人。这些说法中，"徽州""歙县""天都"及"郡城"所在，与"徽州"有着密切关系。

在长江之南，有一块古老秀美的盆地，巍峨的黄山绵延在其北部，清澈的钱塘江水系源流于此，这个地方就是"徽州"。早在夏伯益时期，这里被称为"三天子都"，意为天子的仙宫，后来将其称之曰"天都"。在秦统一六国以后，秦始皇发现这座大山藏有"石室金匮"，于是就再次设置了黟、歙二县，归由鄣郡管辖。汉代因循秦制，将此地交由丹阳郡督管。三国建安十三年（208），吴国的孙权讨伐此地，将始新、新定、黟、歙等六县改建为新都郡。至晋太康元年（280），又将新都郡改称为新安。直到隋开皇九年（589），改新安郡为歙州。隋大业初年（605），又将歙州改为新安郡。此后很长一段时间，新安与歙州两名共存互用。在北宋宣和三年（1121）的宋徽宗时期，更名为徽州。其后，元明清以及民国都是沿袭北宋旧制。历经八百余年的徽州，一直下辖着歙县、休宁、婺源、祁门、黟县、绩溪六县。随后，民国二十三年（1934），婺源划归江西，徽州由六县变为五县。至1987年，安徽省将徽州地区、屯溪市和黄山县级市合并，成立了地级的黄山市。徽州的歙县、休宁、祁门、黟县四县归黄山市管辖，而原来的绩溪划归宣城地区。至此，可以知道清代文献中记载的"新安"，是与徽州互称的另一名称，而"天都"则是由"三天子都"演化而来的另一名称，"徽州"与"歙县"应该为徽州府歙县。而所谓的"郡城"，根据《辞海》所释，"郡城"并不是一个明确的地名，实为郡治所在地，亦即城区中心。

需要说明的是，程国彭的故乡所在的徽州府歙县，和今天的黄山市歙县并不相同。程国彭在《外科十法》"跋记"中提到"余自普陀生长天都"，其后又"还归普陀修行"。也就是说，程国彭有可能出生在普陀，而所谓天都，只是其生长的地方。因此，程国彭存在寄籍他乡的可能，其籍贯归属，是颇值得商榷的。

那么，程国彭究竟应该算是普陀人，还是天都人呢？这个问题可以从程国彭的科举考试地点中得到答案。在清代，参加科举考试，需要在祖籍所在之地。也就是说，一个人不管他出生在哪里，只要是参加国家人才选拔的科举考试，就必须要回到其户籍所在地。程国彭虽然可能生于普陀，但他回到了歙县，并在歙县取得了庠生的身份。据此，可以推断程国彭的户籍是徽州府歙县。

歙县，可以说是人杰地灵。这一地区，气温适宜，风清气爽，山清水秀，为到此汇聚的人才提供了十分舒适的自然环境。此外，其人文环境也十分优越。有人对清代安徽人才的分布情况做过统计，其中歙县共有进士145人，为徽州进士之榜首。据相关资料记载，在清代入京为官的歙县籍官员有大学士4人、尚书7人、侍郎21人、都察院都御史7人、内阁学士15

人。如此高的人才密度，使歙县地区的学术氛围浓厚，这在一定程度上又影响了生活在这片土地上的人。虽然人才的产生、发展是各种因素共同作用的结果，但其所成长的环境也确实是重要的影响因素之一。

（三）歙县程氏宗族源流考辨

在明清时期，宗族现象俨然体现了一种制度，一种文化的构建，它通常以文字为媒介，并得到明清官方意识形态的认可。一个有着严格宗族制度的家族命运，往往影响其子孙的命运。而徽州正是中国宗族制度最典型的地区，在此生活的人们"聚族而居，居必有祠"。这样，一个个鲜活的个体，就与其所在宗族紧紧地联系起来。因而，可以通过歙县程氏宗族的历史变迁，推知程国彭的成长经历。

在收集程国彭生平资料的工作中，我们发现历代的《歙县志》中均记录了不少程氏人物，这些程氏人物分散在岑山渡、江村、南市、荷花池等地，拥有县以下共同地望。根据徽州地区的民风民俗，他们极有可能是同宗同族的成员。在清康熙十二年（1673）刊行的《槐塘程氏显承堂重修宗谱》中，这种推断得到了证实。据宗谱记载，徽州诸程均为东晋新安太守程元谭的后裔，而歙县地区的程氏开基之族，为程元谭30世孙程延坚。程延坚于周广顺二年（952）迁居于槐塘，故名槐塘程氏。南宋期间分为四派，其后又再分各派；至修谱之时即清康熙年间，已经发展为"九门十三派"。据《槐塘程氏显承堂重续宗谱》及《两淮盐法志》等文献记载，自明朝之始，槐塘程氏的各派（岑山渡派、江村派、昂宗、社宗等）多以盐业为生。在清代，盐商集团是国家财政支柱性来源之一，同时盐商往往又在地域经济、社会发展中扮演着极为重要的角色。因此，程氏宗族成为当地非常显赫的盐商家族，然而这并不意味着每个程氏子孙都拥有富足的生活。明清时期，九州鼎沸，槐塘诸程，兴衰不已，如槐塘程氏江村派，在清顺治十二年（1655），就因涉及朝中官司而衰败。因此，也就能理解饶兆熊在

《医学心悟》"序言"中，描写程国彭"以家贫善养为务"一句的含义了。但根据徽州地区的传统习俗，在家族中都会设有宗学，只要是宗族里的子弟都可以在此学习以求功名。那么，由此可以推测，程国彭虽然家境贫寒，但由于同为程氏子孙，可以进宗学读书学习，所以能够"攻举子业，有声庠序"。

五、程国彭年谱

综合现有收集到的资料，我们对程国彭的年谱大致总结如下：

清康熙十九年（1680） 出生于安徽歙县。

清康熙四十二年（1703） 开始业医，此后求医、从学者甚众。

清康熙四十四年（1705） 收吴体仁为徒。

清雍正十年（1732）《医学心悟》成书，是年冬出家修行。

清雍正十一年（1733）《外科十法》成书。

程国彭

著作简介

据《全国中医图书联合目录》记载，程国彭的著作现存于世的，有《医学心悟》《医门八法》《普明子寒热虚实表里阴阳辨》《外科十法》《华佗外科十法》《外科灰余集》《华佗遗书》等多种。实际上，《普明子寒热虚实表里阴阳辨》与《医门八法》，为《医学心悟》中个别章节的传抄之本。《外科十法》又名《华佗外科十法》。《外科灰余集》《华佗遗书》与《外科十法》应为同一著作，仅个别词句不同。以下就其所著《医学心悟》和《外科十法》，简要介绍如下。

一、《医学心悟》

程国彭从医著书，与其幼年的经历密切相关。其家境贫寒，年少时又体弱多病，深知求医问药之艰难，于是潜心研读医书，"自《灵》《素》《难经》而下，于先贤四大家之旨，无不融会贯通"（程国彭《医学心悟》吴体仁序）。年久学深，医术高明，求医求药者甚众，从学从游者日增。程国彭从医三十余年，总结平日临床实践过程中所获心得，将其撰写成文，汇编成书，用以教授弟子。"心悟者，上达之机；言传者，下学之要"，故将其命名曰《医学心悟》。

《医学心悟》，共计五卷。成书于清雍正十年（1732）。卷一，总论中医学四诊八纲、治则治法等理论，载"医中百误歌""内伤外感致病十九字""寒热虚实表里阴阳辨""医门八法""经腑论"等多篇医论。卷二，主要论述对张仲景《伤寒论》的认识，对伤寒六经证治及传经、直中、合病、并病、两感、兼病等所见病证进行详细剖析，回答了《伤寒论》诸多疑难问题。卷三，主要论及内科疾病的辨证分型和治疗方法。卷四，为眼、耳、喉五官科诸证及外科常见疾病的诊治方法。卷五，为妇科经、带、胎、产等常见病证的辨证论治。在对各科证治的辨析中，程国彭重在辨明病因病机、表里寒热虚实，然后介绍适宜的治疗方法，并创制了许多有效方剂，如止嗽散、半夏白术天麻汤、消瘰丸、蠲痹汤等。这些方剂至今仍为临床所常用。《医学心悟》中所论医理纲目清晰，所论病证内容翔实。程国彭在完成此书后不久，就进入普陀山修行。而后，因其所在寺院重新修葺，程国彭为患者诊治之时，鉴于《医学心悟》以内科疾病的诊治为主，而未曾涉及痈疽疮疡等外科疾病，遂作《外科十法》，以补充外科证治。《医学心悟》及《外科十法》两部书，历代对其多次刊印，对中医学术发展产生了深远的影响。

版本概况：目前，我国各地图书馆，共藏有清以前三十余种版本。现存最早的《医学心悟》版本，为雍正十年（1732）壬子慎德堂的刻本。据现有的版本推知，雍正年间最少刊印《医学心悟》两版，乾隆年间至少刊印十一版，光绪年刊印九版，嘉庆、同治、道光、宣统各有一版。此外，还有清代具体年代不详的刻本七版。仅清代对《医学心悟》的刻板刊印共33次，民国共 10 次，充分说明此书自清代以来就深受医学界的普遍认可，实为中医临证者必备之书，亦成为经久不衰的畅销著作。除了《医学心悟》的全书刊印，仍有《医学心悟》的部分篇章单独流传于世，如《医门八法》《普明子寒热虚实表里阴阳辨》。

据《中医图书联合目录》记载，与程国彭《医学心悟》同名之作还有两部，但均已散佚，其内容不详。其一，为清代马负图（字金兰）所撰，其成书年代及内容不详，唯见于光绪十四年（1888）之《德安府志》中的记载。另一部约成书于清康熙年间，为释般若所著，见于同治十二年（1873）《忠州直隶州志》。这两本《医学心悟》，都未能像程国彭的《医学心悟》一样广泛流传，也未对中医学留下深远的影响。然而这两部书说明，《医学心悟》存在同名异著的现象，而现代通常谈及的《医学心悟》，当属清代康熙、雍正年间程国彭所著。

二、《外科十法》

程国彭继《医学心悟》（五卷）之后，为补外科证治，又撰写了《外科十法》。雍正十年（1732），程国彭完成《医学心悟》一书后，至普陀禅院修行，恰逢普陀禅院修葺重建，参与工作的僧人及工人们人数众多，程国彭在此承担起为这些人诊治疾病的任务。在治疗的过程中，他意识到过去所著《医学心悟》，主要阐述的是内科疾病，而关于外科病证却未曾涉及。因此，遂潜心研究外科诸证，并将其治疗方法与心得付诸纸笔，写成《外科十法》一书。该书首先将外科治疗归纳为内消法、艾灸法等十种治疗方法，而后又对疔疮、发背等45种疾病进行了逐一论述，形成外科十法和外科证治方药两个篇章。其内容详尽，行文简练，阐明了程国彭关于外科证治完备的学术思想。

版本概况：《外科十法》现存最早版本为雍正十一年（1733）癸丑书粟轩刻本，全书一卷。后世多将《外科十法》归于《医学心悟》，成为《医学心悟》六卷本，但此书亦有单独刊行于世者。

《华佗外科十法》是程国彭《外科十法》的又一名称。而《外科灰余集》与《华佗遗书》为异名同书。对比《外科十法》与《外科灰余集》，其内容中仅有部分词句存在差异，故可以认为《外科灰余集》是《外科十法》的另一传本。

程国彭

学术思想

一、学术渊源

　　程国彭虽为新安医学著名医家之一，但未见有家族世医或是师承授受。其学医之路，如同《医学心悟·饶序》所言，"乃以家贫善养为务，间取岐黄书，寻绎往复。又于张、刘、李、朱四大家，贯穿融会，一编入手，必有所折中，不从门面语掩饰时人之耳目"。此言程国彭年少多病，饱受疾病之苦而自行修习医术，依靠自身努力，自学成才。程国彭潜心研读医学经典，融汇各家之长，在临证之余积极思考，如《医学心悟·自序》所云："然此衷常栗栗危惧，凡书理有未贯彻者，则昼夜追思；恍然有悟，即援笔而识之。历今三十载，殊觉此道精微。思贵专一，不容浅尝者问津；学贵沉潜，不容浮躁者涉猎。"可见程国彭对《内经》《伤寒论》及其他后世医家医学思想融会贯通并有所升华。

　　在《医学心悟·吴序》中，明确地提到了"四大家"这样的称谓，《医学心悟·凡例》中，亦提到"四子之书"。其云："医道自《灵》《素》《难经》而下，首推仲景，以其为制方之祖也。然仲景论伤寒，而温热、温疫之旨有未畅；河间论温热及温疫，而于内伤有未备；东垣详论内伤，发补中、枳术等论，卓识千古，而于阴虚之内伤，尚有缺焉；朱丹溪从而广之，发阳常有余、阴常不足之论，以补前贤所未及，而医道亦大全矣。夫复何言？不知四子之书，合之则见其全，分之即见其偏。兹集兼总四家，而会通其微意，以各适于用，则庶乎其不偏耳。"

　　在《医学心悟·凡例》中，程国彭列举了张仲景、刘完素、李杲、朱震亨四人，而后言"四子之书，合则见其全，分之即见其偏"。可以肯定的是，这里所言"四子"，应为张仲景、刘完素、李杲、朱震亨四人。其实在明代王纶《明医杂著》中，就将张仲景、李杲、刘完素、朱震亨联系在一起，因其"外感法仲景，内伤法东垣，热病用河间，杂病用丹溪，一以贯之，斯医道之大全"。由此可知，以张仲景为首的四大家组成，其学术思想上具有互补性。程国彭也正是用此四者学术互补的特点，表述医学需要融通各家学说，并全面把握中医之道。因此，在《医学心悟》中所提到的先贤四大家之旨，应是张仲景、刘完素、李杲、朱震亨，而张子和并不在其列。但是，程国彭对张从正之学也有所传承。

（一）学宗《内经》，明晰八纲，确立八法

程国彭认为，《素问》《灵枢》《难经》为医学之本，其虽未撰写专门研究《内经》的著作，但在其《医学心悟》之中，有大量"经云""《素问》曰"等句，多处采用《内经》原文，这些都是其重视经典理论的体现。程国彭会通各家之论，结合多年的临床经验，对《内经》的学术观点加以阐释，并以《内经》的理论指导临床实践。无论是其在中医辨证理论方面的真知灼见，还是在治法方药中的精妙创新，都是其对《内经》理论的研究结果和发挥。

1. 明晰八纲

程国彭在《医学心悟》中，将千变万化、错综复杂的疾病，用阴、阳、表、里、寒、热、虚、实八字加以概括，承前启后，促进了后世对八纲辨证的阐明。

八纲，指阴、阳、表、里、寒、热、虚、实八个纲领，是从各种具体证的个性中抽象出来的带有普遍规律的纲领。《内经》虽无"八纲"这一名词，但却有八纲具体内容的散在性论述，并且基本确定了其相互间的辩证关系。张仲景在《伤寒杂病论》中，已具体运用八纲对疾病进行辨证论

治。如宋代许叔微对于《伤寒论》的研究，就着重于八纲辨证的发挥。其认为阴阳表里寒热虚实八者之中，尤应以阴阳为纲。阴阳不辨，便无法进一步分析表里寒热虚实。例如：三阳为阳，而阳热之证，莫盛于阳明；三阴为阴，而阴寒之证，莫盛于少阴。随后，明代方隅曾在《医林绳墨》中说："仲景治伤寒，著三百九十七法，一百一十三方……然究其大要，无出乎表里虚实阴阳寒热，八者而已。"到了明代，八纲辨证的概念与内容，已为许多医家所重视和接受。如陶节庵《伤寒六书·看伤寒识证内外须知》中说："察得阴阳表里虚实寒热亲切，复审汗吐下温和解之法，治之庶无差误。"王执中《伤寒正脉》亦说："治病八字，虚实阴阳表里寒热，八字不分，杀人反掌。"张三锡《医学六要》也说："古人治病大法有八，曰阴、曰阳、曰表、曰里、曰寒、曰热、曰虚、曰实。"张景岳在《景岳全书·传忠录》中，专设"阴阳篇""六变辨"，对八纲做了进一步论述；并以二纲统六变，曰："阴阳既明，则表与里对，虚与实对，寒与热对，明此六变，明此阴阳，则天下之病，固不能出此八者。"明显地将二纲六变作为辨证的纲领。因此，将表、里、寒、热、虚、实、阴、阳八者作为辨证的纲领，实际上形成于明代。

程国彭遥承《内经》，近参诸家，提出辨证八字纲领，他在《医学心悟·凡例》中说："凡病，不外寒、热、虚、实、表、里、阴、阳。兹特诸为辩论，约之则在指掌中，推之可应无穷之变，学者宜究心焉。"在《医学心悟·寒热虚实表里阴阳辨》中，更进一步阐明"病有总要，寒、热、虚、实、表、里、阴、阳八字而已。病情即不外此，则辨证之法亦不出此"。程国彭的这一见解，是依据《内经》辨证论治原理，参考诸位医家心得，并结合临床实践提炼概括出来的，是《内经》理论指导临床运用的心得。同时，也是以《内经》理论指导临床实践，进而转化为临床上切实可用的辨证方法。

　　程国彭非常重视阴阳辨证，将其作为"八字辨证"的总纲领。其在《医学心悟·寒热虚实表里阴阳辨》中说："至于病之阴阳，统上六字而言，所包者广。"此言阴、阳二者可统领寒、热、表、里、虚、实六者。程国彭强调阴阳辨证的观点，是与《内经》中对阴阳的重视密切相关的。如《素问·生气通天论》中"夫自古通天者，生之本，本于阴阳"，说明了生命活动之根本在于阴阳。在疾病的诊断上，《内经》更注重辨别阴阳。如《素问·阴阳应象大论》中"善诊者，察色按脉，先别阴阳"，说明临证之时辨别阴阳的重要性。

　　在阴阳的辨别方法上，程国彭依据《素问·调经论》"阳虚则外寒，阴虚则内热；阳盛则外热，阴盛则内寒"；《素问·脉要精微论》"阳气有余，为身热无汗；阴气有余，为多汗身寒"；《素问·阴阳应象大论》"阴胜则阳病，阳胜则阴病。阳胜则热，阴胜则寒"等经文，归纳阴阳辨证的具体方法。程国彭在《医学心悟·寒热虚实表里阴阳辨》中，除记述何者为阳，何者为阴外，还详细辨别阴阳。其曰："热者为阳，实者为阳，在表者为阳；寒者为阴，虚者为阴，在里者为阴；寒邪客表，阳中之阴；热邪入里，阴中之阳。寒邪入里，阴中之阴；热邪达表，阳中之阳。"这同时也体现了《素问·阴阳离合论》中"阴阳者，数之可十，推之可百，数之可千，推之可万"的阴阳无限可分思想。而对于真阴、真阳，程国彭也有较为详尽的论述。如《医学心悟·寒热虚实表里阴阳辨》："假如脉数无力，虚火时炎，口燥唇焦，内热便结，气逆上冲，此真阴不足也。假如脉大无力，四肢倦怠，唇淡口和，肌冷便溏，饮食不化，此真阳不足也。"其将真阴、真阳的辨别，与实际的临床症状联系起来加以阐述，使阴阳的辨证方法更为明晰，增强了其在临床上的实用性。

　　程国彭的辨证八字纲领，促进了中医辨证理论的提炼和总结。程国彭的八字纲领，源于《内经》的辨证理论，程国彭通过对《内经》理论的研读，融会各家学说，结合其丰富的临床体悟，将零散的辨证方法加以高度概括，使《内经》中的辨证理论得以进一步的阐明，体现了程国彭深厚的医学功底。

2. 总结八法

程国彭在《医学心悟·医门八法》中，不仅提出了病因、病证的辨证纲领，还对治疗大法进行了系统的论述。其曰："论病之原，以内伤、外感四字括之。论病之情，则以寒、热、虚、实、表、里、阴、阳八字统之。而论治病之方，则又以汗、和、下、消、吐、清、温、补八法尽之。盖一法之中，八法备焉；八法之中，百法备焉。病变虽多，而法归于一。"细究程国彭之"医门八法"的内容和临床应用，都可溯源至《内经》。《内经》中关于治则治法的理论极其丰富。如《素问·至真要大论》中，有"寒者热之，热者寒之，微者逆之，甚者从之，坚者削之，客者除之，劳者温之，结者散之，留者攻之，燥者濡之，急者缓之，散者收之，损者温之，逸者行之，惊者平之"等治疗原则。《素问·阴阳应象大论》中，有"形不足者，温之以气；精不足者，补之以味。其高者，因而越之；其下者，引而竭之；中满者，泻之于内。其有邪者，渍形以为汗；其在皮者，汗而发之"之论。其后历代医家，对上述治疗理论均有发挥，并用于指导临床实践。如汉代张仲景所著《伤寒论》中，不仅充分地体现了《内经》的治疗原则，而且具体运用了汗、吐、下、和、温、清、消、补等治疗大法，创建了理法方药有机结合的辨证论治体系。又如，唐代陈藏器《本草拾遗》中的"宣、通、补、泄、轻、重、滑、涩、燥、湿"之十剂；金元四大家补土、养阴、攻邪、寒凉各成一派的治疗方法；明代张景岳"补、和、攻、散、寒、热、固、因"之"八阵"；清代汪昂《医方集解》的补养、发表、涌吐、攻里、表里、和解、理气、理血、祛风、祛寒、清暑、利湿、润燥、泻火、除痰、消导、收涩、杀虫、明目、痈疡、经产21类方药等。程国彭在《医学心悟·凡例》中，论及"医门论治，本有八法，而方书或言五法，或言六法，时医更执偏见，各用一二法，自以为是，遂至治不如法，轻病转重，重病转危，而终则至于无法，大可伤也"。基于这种认识，程国彭汇集经典理论、各家之说，驭繁化简，深入浅出，总结和阐明其所称"医门八法"——汗、吐、下、消、和、清、温、补，可谓言简意赅。

以上文的"其在皮者，汗而发之"为例，《内经》说明了汗法用于治疗邪气在表之证，与"因其轻而扬之（《素问·阴阳应象大论》）"之意相合。程国彭深刻领会了此段经文的精髓，提出"汗者，散也"的论断，并引用《内经》原文作为其这一论断的依据。如"《经》：邪在皮毛者，汗而发之是也。又云：体若燔炭，汗出而散是也"。充分揭示了汗法的作用及其适应证。程国彭在其后，又从"当汗不汗""不当汗而汗""当汗不可汗而妄汗""汗之不得其道""汗之不中其经、不辨其药、知发而不知敛"五个方面，讨论了汗法的具体运用方式及其注意事项。其论述切合实际，值得临床运用汗法时参考。从张仲景的发汗法来看，桂枝汤谐和营卫，以治表虚证；麻黄汤发泄郁阳，以治表实证。究其细目，有桂枝加葛根汤治表虚而邪着经脉者；葛根汤治表实而邪着经脉者；大青龙汤辛发凉泻，以治表寒里热者。又如，桂枝麻黄各半汤、桂枝二麻黄一汤、桂枝二越婢一汤，并治表虚失汗，缠滞引日者，太阳病诸汗证大略如此。更有直中表寒证，附子汤治病重阳虚者，亦犹桂枝汤之例；麻附细辛、麻附甘草二方治病轻表闭者，亦犹麻黄汤之例，少阴病之治例大略如此。

由上可以看出，程国彭的"医门八法"，源于《内经》的治则治法，是对《内经》治疗思想、法则和方法的继承与发展。程国彭提出的"医门八法"，是其在对《内经》治则治法理论的研读过程中，结合张仲景《伤寒论》及后世各家的治疗思想，所做的简要总结与概括。其间，经过了数十年临床实践，故其所论对临证之选方用药，都有切实的指导作用。任应秋教授评价曰："列论汗、和、下、消、吐、清、温、补八法，较刘完素、张从正、张介宾、汪䜣庵诸家，均为约确。虽未必如其所云：八法之中，百法备焉。而繁简适中，颇有助于临证云尔。"

（二）研读《伤寒论》，明伤寒纲领，辨经腑异同

程国彭对《伤寒论》研究颇深且有心得。如其在《医学心悟·凡例》中云："伤寒门，古称三百九十七法，一百一十三方，尚不能尽其变。遂谓仲景《伤寒论》非全书，而予独以四字论括之，何其简也？不思伤寒只此表、里、寒、热四字，由四字而敷为八句，伤寒实无余蕴。夫伤寒有表寒，有里寒，有表热，有里热，有表里皆热，有表里皆寒，有表寒里热，有表热里寒。精乎此，非惟三百九十七法，一百一十三方可坐而得，即千变万化亦皆范围于其中。予读仲景书十数年，颇有心得，因著伤寒四字论，以为后学津梁云。伤寒有经病、有腑病，有合病、并病，有直中症，有两感症，有伤寒兼症。兹集分析清楚，纲举目张，辨论详明，毫无蒙混，治伤寒者，取则乎此，可渐登仲景之堂而入其室矣。"

程国彭道出了其研究《伤寒论》之精华的感悟，并在《医学心悟》中单列一卷，论述其对《伤寒论》理论及证治的体悟。程国彭治学严谨，与明清其他研究《伤寒论》的医家方法不同。其采撷《伤寒论》之精华，结合自己的临床经验，对《伤寒论》加以发挥和创新，使之更加切合临床。程国彭对《伤寒论》的学术继承和发扬，主要体现在对伤寒治法、分析方法等纲领的提炼，以及提倡"经腑论"，详细分别经、腑之不同，对《伤寒论》的其他内容也阐发了不少精辟见解。

1. 明晰伤寒纲领

《伤寒论》为中医学经典著作。程国彭认为，"自《灵》《素》《难经》而下，首推仲景"。认为《伤寒论》一书堪为"方书之祖"，辨证论治理论极为丰富。其在《医学心悟·凡例》中有如下评论："伤寒门，古称

三百九十七法，一百一十三方，尚不能尽其变。"程国彭基于对《伤寒论》的多年研读和揣摩，在其所著《医学心悟》中，明确提出伤寒辨证，分析伤寒之纲领，使伤寒理论更加明晰，并对脉象、证候进行整理归纳，增强了伤寒理论的系统性。

程国彭认为，主治伤寒当掌握"传经""直中"四字，此四字亦为伤寒之纲。其在《医学心悟·伤寒纲领》中说："凡看伤寒，以传经、直中四字为纲领。"并以此来阐释张仲景六经原意。程国彭还详细地阐释了传经、直中的各自规律。如传经，还分为循经传和越经传。所谓循经传者，"由太阳传阳明，由阳明传少阳，由少阳传太阴，由太阴传少阴，由少阴传厥阴"，即太阳、阳明、少阳、太阴、少阴、厥阴六经依序相传。而越经传者，如寒邪初客太阳经，太阳经之邪不传阳明经而传至少阳经，或者不传阳明经而传入阳明胃腑；又有阳明经之邪不传少阳经而直接进入本腑，亦有少阳经之邪不传三阴经而径入胃腑者。程国彭在解释所谓直中时说："若夫直中者，谓不由阳经传入，而径中三阴者也。"程国彭还阐述直中时病情的轻重程度，指出邪气中太阴则病情轻浅易于治疗，邪气直中少阴则病情深重，邪气直中厥阴则病情危急而沉疴难起。程国彭在叙述传经与直中之后，又论述了传经与直中邪气的性质。指出"夫传经之邪，在表为寒，入里即为热症。不比直中之邪，则但寒而无热也。"程国彭依据这一理论，指导临床对于伤寒疾病的选方用药。其强调治疗时，需"先明传经、直中"，知其寒热，选方之时"庶寒热之剂，不至混投矣"。

程国彭在总结伤寒病因纲领之后，又进一步将伤寒的辨证，按照寒、热、表、里归纳为八种证候。其在《医学心悟·凡例》中说："伤寒只此表、里、寒、热四字，由四字而敷为八句，伤寒实无余蕴。"而在《医学心悟·伤寒主治四字论》细化云："伤寒主治四字者，表、里、寒、热也。太阳、阳明为表，太阴、少阴、厥阴为里，少阳居表里之间，谓之半表半里。凡伤寒自阳经传入者，为热邪。不由阳经传入，而直入阴经者，谓之中寒，则为寒邪。此皆前人要旨也，而予更即表、里、寒、热四字，举八言以晰之，任伤寒千变万化，总不出此。夫伤寒症，有表寒，有里寒，有表热，有里热，有表里皆热，有表里皆寒，有表寒里热，有表热里寒。"程国彭概括的伤寒八种证候，为"有表寒，有里寒，有表热，有里热，有表里皆热，有表里皆寒，有表寒里热，有表热里寒"；其以此统领《伤寒论》三百九十七法、一百一十三方，将千变万化的临证治法方药，皆归于此八种证候。如同程国彭所言，"伤寒变症，万有不齐，而总不外乎表、里、寒、热四字；其表里寒热变化莫测，而总不出此八言以为纲领。予寝食于兹者，三十年矣。得之于心，应之于手，今特指出而发明之，学人其可不尽心乎！"具体运用如下：

表寒：即寒邪初客太阳，症见头痛、发热而恶寒。《素问·生气通天论》曰："体若燔炭，汗出而散。"阳明经证治以解肌，少阳证当用和解，其理一也。

里寒：寒邪直入阴经，症见手足厥冷，脉微细，下利清谷，当急温之，宜四逆汤。

表热：凡人冬不藏精，微寒袭于肌肉之间，酝酿成热，至春感温气而发者，曰温病；至夏感热气而发者，曰热病。症见头痛发热，不恶寒而口渴，当以柴葛解肌汤。其谓："病邪在表，故用柴葛；肌肉蕴热，故用黄芩、知母以佐之。此活法也。"

里热：凡伤寒渐次传里，与春温夏热之邪入里，皆为里热。邪在太阴则津液少，邪入少阴则咽干口燥，邪侵厥阴则消渴，当急下之而用大柴胡、三承气之类。

表里皆热：阳明经证传于本腑，散漫之热，邪未结聚，外而肌肉，内而胃腑，热气熏蒸，口渴谵语。治用白虎汤，外透肌肤，内清腑脏，表里两解，"不比邪热结实专在肠胃可下而愈也"。

表里皆寒：表受寒邪，更兼直中于里，即两感寒证。治以麻黄附子细辛汤。

表寒里热：即两感热证，如太阳与少阴同病，阳明与太阴同病，少阳与厥阴同病，虽阳经有寒，但阴经已成热证。亦有火郁于内复感寒邪，更有火亢已极反兼水化（内热闭结而外有恶寒之状），表似寒而里实热。若误投热剂，下咽即毙。

表热里寒：本体虚寒，而外感温热之邪，为标热本寒，清剂不宜太过。更有阴寒在下，逼其无根失守之火发扬于上，而见肌肤大热，欲坐卧泥水之中；其表似热，其里实寒；若投寒剂，入胃即危。

程国彭高度概括伤寒辨证的基本纲领，并对其加以详尽的阐释，增强了此理论的临床实用性，这使得临证之时面对变化多端的伤寒变证，亦有思路可循，有法可依。程国彭的传经、直中四字纲领，揭示了伤寒辨证变化之中的不变之处，较其他的研究方法，更为直接与恰当。

2. 辨别经腑不同

程国彭著"经腑论"，辨别经与腑之不同。《医学心悟·经腑论》曰："伤寒诸书，以经为腑，以腑为经，混同立言，惑人滋甚，吾特设'经腑论'而详辨之。"程国彭提出的"经腑论"，是从伤寒病证机理及论治等方面进行辨别的。程国彭首先说明了经、腑在生理功能上的区别。指出："夫经者，径也。行于皮之内，肉之中者也。腑者，器也，所以盛水谷者也。"提出经为道路，腑为器官。而后又从病因病机的层面上细分经与腑之不同。程国彭说："三阳有经有腑，三阴有传有中。"认为此乃伤寒见证之纲领。宜分析清楚，辩论详明，才可渐登仲景之堂，而入其室。其将六经主证汇总如下：

太阳经病：太阳有中风与伤寒之分。中风，症见头痛、发热、项脊强、身体痛、鼻鸣、干呕、恶风、自汗、脉浮缓，治宜解肌，用桂枝汤。伤寒则前证悉具，兼见恶寒、无汗、脉浮紧，或喘嗽，治宜发表，用麻黄汤。其以加味香苏散代前两方之用，药稳而效，并视为医门之良法。太阳腑病：症见口渴溺赤，治以五苓散；若表证未罢，可与散剂同用。

阳明经病：症见目痛、鼻干、唇焦、漱水不欲咽、脉长，亦有头痛发热，其去太阳不远，宜用葛根汤解肌，不可用清凉、攻下之法。阳明腑病：症见潮热谵语、狂乱、不得眠、烦渴、自汗、便闭等，治以白虎汤、承气汤。

少阳经病：症见目眩、口苦、耳聋、胸满、胁痛、寒热往来、呕吐、头汗、盗汗、舌滑、脉弦，治宜和解，用小柴胡汤。此经虽有吐汗下三禁，但却有兼表兼里者，务在随时变通，不当以三禁之说而拘泥。少阳虽亦有腑，但胆为清净之腑，无出入之路，故其治法如经。

太阴经病：症见腹满痛、嗌干、脉沉实，治以大柴胡汤；若自利，去大黄加黄连以清之。

少阴经病：症见口燥、咽干而渴，或咽痛，或下利清水、色纯清、心下硬，或下利肠垢、目不明，当以大小承气汤下之。

厥阴经病：症见少腹满、舌卷、囊缩、烦躁、厥逆、消渴，宜以大承气汤下之。

程国彭虽谓"三阴有传有中"，但在其《医学心悟·伤寒六经见症法》中，三阴主证仅列传经之邪为病，并单设"直中三阴诸症"一节，进行专门论述，容后再叙。程国彭还针对世所谓"三阳有合病，有并病；三阴无合病，无并病"之说，提出合病并病，有合于阳者，即有合于阴者；有并于阳者，亦有并于阴者。其治法无论三阳三阴，凡两经合病，则用两经药同治之；三经合病，则用三经药同治之。若一经病未瘥，复并一经，则相其先后缓急轻重而药之。

另外，程国彭还从其经腑论角度，对《伤寒论》第 179 条所论"病有太阳阳明，正阳阳明，少阳阳明"，提出如下见解：所谓太阳阳明，是指太阳经脉之邪未传阳明之经而传入胃腑；所谓正阳阳明，是指阳明经之邪未传少阳而进入本腑；所谓少阳阳明，则是指少阳之邪不传入三阴经而传入胃腑。这符合《伤寒论》第 180 条所论"阳明之为病，胃家实是也"。其将经脉与经脉所代表的脏腑分别开来，使得理论更加明晰。在治疗方法上，程国彭认为，邪在三阴三阳，具有不同治法；在经在腑，治法也有所不同。如《医学心悟·经腑论》，依据《伤寒论》"太阴病，脉浮者，可发汗，宜桂枝汤""少阴中风，脉阳微阴浮者，为欲愈""厥阴中风，脉微浮为欲愈，不浮为未愈"等论述，指出邪在阴经，具有"还表向汗之时"。其认为邪在三阳而未入腑者，可以用汗法；而邪在三阴经，且已入腑者，可用下法。三阳、三阴之邪，一旦入于胃腑，则无外出之路，"唯有通其大便，令邪从内出也。此大小承气，调胃承气所由设也"。总之，程国彭基于经、腑之别，对"太阳阳明""正阳阳明""少阳阳明"中的"阳明"，进行经、腑辨证并将其归为阳明胃腑的观点，符合"万物归土之意"，也更加切合临床实际，同时也更恰当地解释了张仲景《伤寒论》选方用药的理论内涵。

对于胃腑，程国彭也有着自己独特的认知，认为其为伤寒"里中之里"。如《医学心悟·论里中之里》曰："伤寒之邪，三阳为表，三阴为里，人皆知之。而里中之里，人所不知也。"何谓里中之里？其所谓"里中之里"，是指阳明胃腑。首先，由于阳明胃归为脾土，其具有万物所归之性，认为阳明胃腑是病邪传变的终点站，到此之后病邪无所复传。程国彭非常形象地用"水往低处流"的道理解释这一现象。他认为三阴经与三阳经比较，三阴经的位置较深，三阳经位置表浅；而胃腑与三阴经比较，胃腑的位置更深。因此，病邪在传变的过程中，到达里中之里的胃腑就不再复传。其次，阴阳经脉与胃腑的联系密切，三阳、三阴之经，皆环绕胃腑，处处可入，因此无论何经之邪传入胃腑，则无所复传。所以，程国彭提出"胃腑为里中之里"，并强调在治疗伤寒疾病的过程中，除了辨别传经、直中，还必须辨明表里，对里中之里更应明晰。如程国彭指出："治伤寒者，先明传经直中。即于传经之中，辨明表里。更于表里之中，辨明里中之里。如此则触目洞然，治疗无不切中矣。"在治疗方面，阳明腑病，有由本经传入本腑者，亦有由太阳少阳传入本腑者，尚有由三阴经传入本腑者，邪气来路不同，见症则一，治者当详辨之。其辨治大法是：太阳阳明病，若太阳病不解，必从太阳解表为主。若表证不解，医反误下之，病转属阳明，治宜下之，用小承气汤。若因误下而成结胸证，当先服小陷胸汤，若不瘥再服大陷胸汤。若余邪未尽，投以枳实理中丸，则应手而愈。少阳阳明病，脉纯弦者，为难治。若少阳病多者，必以少阳和解为先，宜小柴胡汤。若腹满硬痛，便闭谵语者，治宜下之，用大柴胡汤。正阳阳明病，若由经病传腑，症见蒸热自汗，口渴饮冷者，属散漫之热，宜清不宜下，治以白虎加人参汤。若症见潮热谵语，腹满便闭，为热邪悉入于里，已成结聚之热，徒清无益也，治宜攻之，用调胃承气汤。三阴传入胃腑者，必以腹满硬痛便闭为主。或兼下利肠垢，或见下利清黄水，色纯青，心下硬，其中必有燥屎，即宜下药攻之。否则，虽不大便，亦未可攻也，只宜清之润之。另外，其专论承气汤有八禁：即表不解，心下满，面赤色，平素食少或病中反能食，呕多，脉迟，津液内竭，小便少。程国彭还根据自己的临床经验指出："病当用承气而只用白虎，则结聚之热不除；当用白虎而遽用承气，则散漫之邪复聚，而为结热之证。"即便是石膏、大黄同一清剂，使用不当亦关乎成败，治病之难由此可窥一斑。

对于表里两经同病的"两感"，程国彭融汇各家之言，也有创见。其认为两感有传经之两感与直中之两感的分别。传经之两感，即"两感者，表里双传也"。是指表里两经同时为病，症状并见，并具备传变的特性。并对两感的传变规律给予了详细的解释。两感一日，出现太阳与少阴同病，症见发热、头痛的太阳经证，与咽干、口燥的少阴经证；两感二日，出现阳明与太阴同病，症见目痛、鼻干、腹痛、自利的症状；两感三日，出现少阳与厥阴同病，症见耳聋胁痛、烦满囊缩。同时指出，表里并传的病机在于，体内素有病邪，外邪入侵而引动内邪。因此，其病势较为危急。在治疗上，传经之两感应以解表为主，兼以清里。若诊治失宜，则预后较差。而所谓直中之两感，程国彭列举了《伤寒论·辨少阴病脉证并治》中麻黄附子细辛汤之少阴证。少阴为里，其发病应无表证，感受寒邪应存在寒象，而少阴受寒邪而反发热，是因其存在少阴之里，兼见太阳之表证，其治疗方法当以温中为主，兼以发表。

程国彭在研读《伤寒论》的过程中，将全书的义理与中医经典、历代医家的观点融会贯通，结合自己的临床经验及体会，有所发挥创新并提出一些新观点、新见解。其所言"里中之里"以及对"两感"的认识，历代《伤寒论》研究注家鲜有提及。程国彭所处的明清时期，关于《伤寒论》研究，有方有执主张"错简重订"，张遂辰主张"维护旧论"，柯琴注重"辨证论治"等不同看法。程国彭的研究思路和观点，对其后的《伤寒论》研究具有参考和借鉴意义。

（三）遥承金元四大家，融会贯通，各有发挥

程国彭学术思想，来源于其对经典的精细研读、对历代医家学说的仔细体会和丰富的临床实践。除研读《内经》《难经》《伤寒论》以外，其对金元时期著名医家的学术思想亦有深入研究。其弟子吴体仁在《医学心悟》序言中说："吾师钟龄程先生，博极群书，自《灵》《素》《难经》而下，于先贤四大家之旨，无不融会贯通。"程国彭在《医学心悟·凡例》中亦说："医道自《灵》《素》《难经》而下，首推仲景，以其为制方之祖也。然仲景论伤寒，而温热、瘟疫之旨有未畅。河间论温热及温疫，而于内伤有未备。

东垣详论内伤，发补中、枳术等论，卓识千古，而于阴虚之内伤尚有缺焉。朱丹溪从而广之，发阳常有余、阴常不足之论，以补前贤所未及。"程国彭主张对张仲景、刘完素、李杲、朱震亨的学术见解要全面学习和掌握，融会各家之义理，使其适用于临床应用，形成完备的医学理论。由此可见，程国彭的学术成就，除根基于《内经》《伤寒论》等经典著作外，还离不开其对金元时期著名医家学术思想的研习与继承。

1. 对刘完素"火热论"的继承

刘完素是火热论的创始人。金元四大家之中的张从正、朱震亨都与他有师承或私淑的关系。刘完素是金元时期开创新学派、主张医学思想革新的极具代表性的医家。其在学术上师于前人，又敢于突破；在临床上擅用寒凉药物，开温病学之先河。在程国彭生平研究过程中，未能发现程国彭师承刘完素一派的证据，在《医学心悟》中，除了七次较为明确地提及刘完素及其《河间三书》外，其字里行间亦可看到对刘完素学术思想继承的印记，并将刘完素学术思想与其他医家的思想进行融合，对其创立的新治法加以发扬，融入自己的学术思想及治疗原则。

在刘完素的诸多新见解之中，"火热论"是其学术思想的突出特色。刘完素立足《素问·热论》《素问·至真要大论》等，提出"六气皆从火化""五志过极皆为热病"等论断。其根据火热产生的病机，总结出寒凉攻邪的治疗方法。刘完素论火，重于外感火热，在治疗上改变了以往辛温解表的流弊，提倡采用辛凉解表之法，创立了多首辛凉解表类方剂，如益元散、凉膈散、甘露饮等。程国彭充分继承了刘完素的学术见解，并融合了朱震亨对内伤火热的认识。其在《医学心悟·凡例》中阐明："虚火、实火之别，相隔霄壤。虚火可补，实火可泻，若误治之，祸如反掌。兹以内出者为子火，外至者为贼火，分别虚实，以定补泻，似千古晦义，一旦昭然，而于对症用药之间，有画沙印泥之趣。"还在《医学心悟》卷首，单列"火字解"一节，深入阐述其对火热病邪的认识。

程国彭将火邪分为贼火与子火。所谓贼火，即外火，是由风、寒、暑、湿、燥、火及伤热饮食所致，偏于刘完素的六气火化之说。所谓子火，即内火，是指七情色欲，劳逸耗神所致，偏于刘完素的五志过极皆为热病之说。程国彭还提出了贼火与子火的治疗原则，认为贼火应当及时驱除，当用消散、清凉、攻伐之品，治以发、清、攻、制之法；而子火宜安养，选补气、滋水、理脾之药，治以达、滋、温、引之法。程国彭详尽地阐述了驱贼火有四法，养子火有四法。

驱贼火四法：一曰发。风寒壅闭，火邪内郁，宜升发之，方用升阳散火汤之类。二曰清。内热极盛，宜用寒凉，方用黄连解毒汤之类。三曰攻。火气郁结，大便不通，法当攻下，此釜底抽薪之法，方用承气汤之类。四曰制。热气拂郁，清之不去，攻之不可，此本来真水有亏，不能制火，当滋其肾，所谓"寒之不寒，是无水也"。方用地黄汤之类。

养子火四法：一曰达。肝经气结，五郁相因，当顺其性而升之，所谓木郁则达之，方用逍遥散之类。此以一方治木郁而诸郁皆解。二曰滋。虚火上炎，必滋其水，所谓壮水之主以镇阳光，方用六味汤之类。三曰温。劳役神疲，元气受伤，阴火乘其土位，经曰"劳者温之"，又曰"甘温能除大热"，方用补中益气汤之类。四曰引。肾气虚寒，逼其无根失守之火，浮游于上，当以辛热杂于壮水药中，导之下行，所谓"导龙入海，引火归元"，方用八味汤之类。然有邪盛正虚之时，而用攻补兼行之法，或滋水制火之法，往往取效。

由此可见，程国彭对火热病证的诊治理论，是在斟酌诸家之说后，结合自己丰富的临床实践经验，加以提炼和总结而成的。

2. 对李杲"脾胃论"的继承与发挥

李杲强调"内伤脾胃，百病由生"，在《脾胃论》中系统阐述了内伤脾胃病的病因、病机、诊断、治疗，为后世脾胃病乃至内伤病的治疗树立了诊疗规范，后世对其有"内伤法东垣"之赞誉。程国彭在《医学心悟》中，明确提及李杲有 12 处，并在多种疾病的治疗方面，体现了对其学术思想的继承。

（1）继承李杲脾胃学说重视元气

李杲认为脾胃是"元气之根"，是"气血阴阳之根蒂"，内伤脾胃则百病由生。如《脾胃论·脾胃虚则九窍不通论》中说："真气又名元气，乃先身生之精气也，非胃气不能滋之。"程国彭在其著作中，亦体现了重视脾胃和元气的学术思想。《医学心悟·保生四要》中，首先提出的养生之法，就是节饮食，顾护脾胃。其曰："虚羸之体，全赖脾胃，莫嗜膏粱，淡食为最，口腹无讥，真真可贵。"提出了脾胃在养生上的重要性，也同时提出节饮食是调理脾胃的重要方法。除此之外，程国彭在《医学心悟·虚劳》中论及血证治疗时，提出治疗时顾护脾胃的重要性，认为"脾胃者，吉凶之关也"。《医学心悟·医中百误歌》曰："医家误，药轻试，攻病不知顾元气，病若祛时元气伤，似此何劳君算计。"提出在治疗疾病之时，需当顾护元气，切不可仅用攻伐之法损伤脾胃，导致元气损伤。程国彭在具体病证的诊治中，亦贯穿李杲的脾胃元气思想。如其在《医学心悟·不能食》中，用李杲元气盛衰理论，解释不纳食的情况。他说："东垣云：胃中元气盛，则能食而不伤，过时而不饥……"强调脾胃元气的盛衰，是决定饮食消化与否的关键，提出"坤土虚弱不能消食，岂可更行克伐"的观念，主张用六君子汤、补中益气汤之类安养脾胃。这些理论及临证认识，皆是对李杲脾胃元气学说的继承和发扬。

（2）化裁使用李杲半夏白术天麻汤

程国彭私淑李杲的学术思想，在其《医学心悟》中多处皆有体现。在此仅举对痰厥头痛的治疗加以说明。治疗痰厥头痛最著名的方剂是《脾胃论》所载的"半夏白术天麻汤"。李杲在治疗痰厥头痛时，重视对脾胃的调理，创立了"半夏白术天麻汤"。其在《脾胃论·卷下·调理脾胃治验》中载方："黄柏二分，干姜三分，天麻、苍术、白茯苓、黄芪、泽泻、人参以上各五分，白术、炒曲（神曲）以上各一钱，半夏、大麦芽面、橘皮以上各一钱五分。为粗末，每服半两，水二盏煎至一盏，去渣食前热服。"李杲认为，此方之中半夏、天麻二药效果尤佳。其曰："足太阴痰厥头痛，非半夏不能疗；眼黑头旋，风虚内作，非天麻不能除。"再合方中之人参、黄芪、苍白术、陈皮、茯苓、神曲、麦芽等健脾化湿之品，及泽泻、黄柏利水制燥之品，有健运脾胃，降痰化浊之效。

程国彭在论述头痛之证时，言"痰厥头痛者，胸膈多痰，动则眩晕，半夏白术天麻汤主之"。其组方为"半夏一钱五分，白术、天麻、陈皮、茯苓各一钱，甘草（炙）五分，生姜二片，大枣三个，蔓荆子一钱，虚者加人参。水煎服"。此方仍以半夏、天麻为祛痰息风之主药，加以白术、茯苓、陈皮、甘草四者燥湿化痰，共奏健脾、燥痰、息风之用。在论及眩晕之时，程国彭遵循李杲所说："有湿痰壅遏者，书云：头旋眼花，非天麻、半夏不除是也。"由此可知，程国彭所制"半夏白术天麻汤"，是由李杲之同名方化裁而成。

3. 对朱震亨"养阴论"和"六郁论"的继承与发挥

程国彭在其《医学心悟》一书中，22 次明确提及朱震亨，足以见得朱震亨学说对程国彭医学思想的重要影响。主要体现在以下两个方面：

（1）基于"阳常有余，阴常不足"，提出"真水补真阴"

程国彭提出"真水补真阴"，源于朱震亨的"阳常有余，阴常不足"论。程国彭在《医学心悟·凡例》中，论及"东垣详论内伤，发补中、枳术等论，卓识千古，而于阴虚之内伤尚有缺焉。朱丹溪从而广之，发阳常有余，阴常不足之论，以补前贤所未及，而医道亦大全矣"。程国彭认为，朱震亨的"阳常有余，阴常不足"论，是阐释"阴虚内伤"的理论依据；而"阴虚内伤"在一定程度上完善了李杲的内伤学说。程国彭在《医学心悟·治阴虚无上妙方》中，基于"阴常不足"的认识，提出"真水"之说。其认为真阴亏虚而导致的虚火，必须用"华池之水"治之。所谓"华池之水"，即为"真水"，是指口中之津液。以真水补真阴，取同气相求之意，才能使真阴亏虚而导致的"阴虚火旺"证消除。

（2）基于"虚火""实火"论，创"贼火""子火"说

对于火热邪气致病，历代医家都较为重视并不断地深入研究。《内经》中就有关于火热邪气致病的论述，如病机十九条中，记载火热病机者就有九条。后世对于火证的分类各不相同，亦未形成统一的治疗原则。至金元时期的朱震亨论火，将其分为虚、实，并提出"实火可泻""虚火可补"。然而，朱震亨之后的诸多医家，虽遵从朱震亨的虚火、实火之说，却在辨证论治方面不甚明了。

程国彭详细分析了虚火与实火形成的病因病机，认为实火是由于六淫或饮食不当侵犯人体而产生的，将其形象地比喻为贼寇入侵，即贼火；而虚火则是由于七情色欲，劳役耗神而对机体内部产生的影响，将其比拟为不乖顺的儿子，即子火。程国彭更进一步提出，对待贼火与对待子火应采取不同的方法。"贼至应驱之"，可用消散、清凉、攻伐之品，"子逆则安之"，则用补气、滋水、理脾等药物。由此可以看出，程国彭对于邪盛之实火主张用攻法，而对正虚之虚火主张用补益之法。程国彭还就贼与子的关系，讨论了邪盛正虚的治疗方法。他认为当子火及贼火同时存在时，应选取攻补兼施，或者用养子之法驱除贼寇，即用滋水制火的方法。认为切不可"妄用温补以养贼"，更不可"恣行攻伐以驱子"。程国彭在朱震亨论火的基础上，将其比为"贼火""子火"的方法，不但层次清晰，条理井然，更从治疗的角度，给予了必要的启示。

（3）治杂证以气血痰郁为纲，加以丰富和完善

朱震亨治疗杂证，从气、血、痰、郁分门立说，其代表方剂有四君子汤、四物汤、二陈汤、越鞠丸等。其后，则有"杂证宗丹溪"之誉。程国彭遵从朱震亨对于杂证的诊治思路，认为"杂证主治四字者，气、血、痰、郁也"。此外，又在朱震亨治法的基础上，融合了薛己治疗杂证的方法，形成了更为层次分明的杂证治疗体系。程国彭将杂证按气、血、痰、郁分门别类之后，又按虚实、轻重细分。气虚者用四君子汤，气实者用香苏散、平胃散，血虚者用四物汤，血实者用手拈散、失笑散。痰之轻者，可用二陈汤之辈；顽痰怪痰，则用滚痰丸之类。郁之轻者，用越鞠丸、逍遥丸；而郁之重者，则用神佑丸、承气汤之类。综上所述，程国彭在朱震亨气血痰郁论的基础上，将其按照虚实寒热、轻重缓急进一步详细辨别，临证按照此纲目施治，使杂证的治法理论更加趋于完善。

4. 对张从正"攻邪论"的继承与发挥

张从正是攻邪论的代表者，其私淑于河间学派的刘完素，创立了"六门"分类辨证法。张从正反对当时流行的喜补恶攻的风气，并认为罹患疾病的原因是邪气的侵害，这些致病因素或从外而来，或从内而生，必须立即攻伐祛除。虽然在《医学心悟》中，仅能找到一处明确提及张从正的原文，但张从正的学术思想，在《医学心悟》中，确实有比较充分的体现。

（1）在外感病分类上借鉴"六门"分类法

张从正在疾病分类方面，采用了刘完素按病理变化分类疾病的方法，将各种疾病分为风、寒、暑、湿、燥、火六门，并加入内伤、外伤、内积、外积等以概括其余。这种分类方法，简化了自《诸病源候论》以来的疾病分类框架，较之刘完素的五运六气分类方法更为全面。而程国彭对于疾病的分类，层次更为清晰。如《医学心悟·内伤外感致病十九字》云："人身之病，不离乎内伤外感。"其将疾病先分为外感与内伤两类，所谓内伤，是

指"喜、怒、忧、思、悲、恐、惊、阳虚、阴虚、伤食";而所谓外感,即"风、寒、暑、湿、燥、火"。其外感疾病与张子和之"六门"分类有相通之处,然而在涵盖范围、分类层次上更为清晰。

(2)受张从正"攻邪论"影响而重视吐法

张从正的汗吐下三法论,是程国彭八法的思想来源之一。以吐法为例,张从正通过广泛撷取前人经验,结合自身的临床体会,对吐法的理、法、方、药、宜、忌等,进行了深入的研究,归纳出三十六种催吐药物及吐法的八种禁忌,其所著《儒门事亲》中,约有三分之一的医案,是用吐法治疗的。然而自明清以降,吐法逐渐寥落,临床上也较少运用。

程国彭在《医学心悟》中,将吐法列为"医门八法"之一,分析了"当吐不吐""不当吐而吐""当吐不可吐而妄吐""当吐不可吐而又不可不吐""吐之不得其法"等几种情况;并指出"症在危疑之际,古人恒以涌剂,尽其神化莫测之用",而"近世医家,每将此法置之高阁"。由此可见,程国彭可谓是继张从正之后,又一位提倡吐法的医家,在治疗方法上在一定程度上继承了张子和的治疗思想。这里还要提及的是,程国彭在《医学心悟》中,评论张子和"以下法为补"的观点时,认为"虽其说未合时宜,而于治病攻邪之法正未可缺"。可见程国彭对张子和的学术思想,是有批判地继承,主张灵活运用攻邪之法。

二、学术特色

程国彭融汇百家之学,会通圣贤微意,精研医理,潜心治学。其在《医学心悟》中提倡的辨证八字纲领与"医门八法",论述精辟,挈领提纲,繁简得宜,彰显了中医学的辨证纲领与治法体系。其在临证治疗疾病之时,又善于思辨,阐发新知,创制了不少著名方剂,至今仍应用于临床。

（一）执简驭繁论医道

中医学的发展过程中，曾经经历了诸多思潮。同时，又因为时代、社会、地域等不同因素，形成了各不相同的学说，中医理论百花齐放，中医书籍汗牛充栋。程国彭博极群书，不仅融会贯通各家学说，而且有自己独到的见解。如《医学心悟·医有彻始彻终之理》："或问曰：医道至繁，何以得其要领，而执简以驭繁也？余曰：病不在人身之外，而在人身之中。子试静坐内观，从头面推想，自胸至足；从足跟推想，自背至头；从皮肉推想，内至筋骨脏腑，则全书之目录，在其中矣。凡病之来，不过内伤、外感，与不内外伤，三者而已。内伤者，气病、血病、伤食，以及喜、怒、忧、思、悲、恐、惊是也。外感者，风、寒、暑、湿、燥、火是也。不内外伤者，跌打损伤、五绝之类是也。病有三因，不外此矣。至于变症百端，不过寒、热、虚、实、表、里、阴、阳八字尽之，则变而不变矣。论治法，不过七方与十剂。七方者，大、小、缓、急、奇、偶、复；十剂者，宣、通、补、泻、轻、重、滑、涩、燥、湿也。精乎此，则投治得宜矣。又外感之邪，自外而入，宜泻不宜补。内伤之邪，自内而出，宜补不宜泻。然而泻之中有补，补之中有泻，此皆治法之权衡也。又有似症，如火似水，水似火，金似木，木似金，虚似实，实似虚，不可以不辨。明乎此，则病无遁情矣。学者读书之余，闭目凝神，时刻将此数语，细加领会，自应一旦豁然，融会贯通彻始彻终，了无疑义，以之司命奚愧焉。"由此可见，程国彭编撰《医学心悟》的目的，恰如《素问·六元正纪大论》所谓："知其要者，一言而终，不知其要，流散无穷。"程国彭运用提纲挈领的方法，对经典理论和各家学说，予以简要阐明，使之纲举目张。为此，程国彭创立的这些朗朗上口的医理箴言及各种要诀、方法等，被后世医家广泛采纳，不但有助于习医者学习，使其很快能掌握要领，更在一定程度上推动了临证应用。如：《医学心悟》中有"保生四要"一篇，其中将摄生的要点归纳为"节饮食""慎风寒""惜精神"和"戒嗔怒"四个方面，非常精炼。还有"伤寒纲领""伤寒主治四字论""经腑论""阴证有三说"，以及卷二"伤寒门"等众多篇章，都对张仲景的理论和证治进行阐释，体现出程国彭对张仲景学说有很深入的研究。还有"论中风""中风类中辨证法""杂证主治四字论"，以及第三、四卷等，阐述了内伤杂证约40种病证的证治要点。还有"附录：外科十法"中，对外科证治的阐述等，都简明扼要，切合临床实际。

程国彭对医学理论的提炼和高度概括，体现出程国彭深厚的医学功底。因此叶光明等人评价说："先生治学，是若网在纲，若裘在领；驭其繁杂，执其简要。使人举其纲则目自张，提其领则裘自散；驭其繁而执其简，改其难而从其易。"另外，程国彭在《医学心悟·自序》中云："二三子读是书，而更加博览群言，沉思力索，以造诣于精微之域，则心如明镜，笔发春花，于以拯救苍生，而药无虚发，方必有功。"说明程国彭以提纲挈领的方式编撰《医学心悟》，就是为了让学习者领会医学之要领。所以，其提出的"入门辨证诀""脉法金针""八字""八法"等，都体现出对于复杂医理深入浅出的思考。程国彭的这些心得，分类清晰，论述简要，更加便于学习和掌握，促进了中医学术的传承和传播。也正是因此，《医学心悟》被认为是一部理论与临床紧密结合的中医启蒙著作，成为中医入门的重要参考书之一。以下简要介绍其中的某些内容。

1. 归纳"入门辨证诀"

程国彭强调临床辨证论治过程中，要望、闻、问、切四诊合参，在"入门辨证诀"一篇中，对临床辨证方法进行了准确精练、简洁明了的论述，非常有益于初学者作为医学入门的指南进行学习。程国彭提出："凡看证之法，先辨内伤、外感，次辨表里，得其大概，然后切脉问症，与我心中符合，斯用药无有不当。"在诊查疾病的方法上，进行了具体的指导。

如："动静者，表里之分也。凡发热，静而默然者，此邪在表也。若动而躁，及谵语者，此邪在里也。"又如："口鼻者，气之门户也。外感则为邪气有余。邪有余则口鼻之气粗，疾出疾入。内伤则为正气虚弱，正气虚则口鼻之气微，徐出徐入，此决内外之大法也。""色者，视之易见者也。"还有望耳目、望口唇、望舌，以及身、胸、腹、小腹等部位的望诊、按诊、问诊等多方面的内容。其曰："凡看病先观形色，次及耳、目、口、鼻、唇、舌、身体，次问胸、腹及小腹，则病证病情了然矣。"

2. 提出"胃、神、根"三字脉法金针

鉴于脉诊难以掌握和运用，程国彭于四诊之中又单独提出"脉法金针"。指出"脉有要诀，胃、神、根三字而已"，并对如何诊查胃、神、根进行说明。另外，对于"胃、神、根三者稍有差忒"的病脉，根据阴阳分类，阐明"其偏于阳，则浮、芤、滑、实、洪、数、长、大、紧、革、牢、动、疾、促以应之；其偏于阴，则沉、迟、虚、细、微、涩、短、小、弦、濡、伏、弱、结、代、散以应之。惟有缓脉，一息四至，号曰平和，不得断为病脉耳。其他二十九字，皆为病脉。必细察其形象，而知其所主病。"其次，程国彭对以上每一种脉的脉象特点和主病进行分析。指出"脉有真假，有隐伏，有反关，有怪脉，均宜一一推求，不可混淆"。"又有老少之脉不同，地土方宜不同，人之长短肥瘦不同，诊法随时而斟酌"。强调"必须胃、神、根三者俱得，乃为指下祯祥之兆。此乃诊家之大法"。

3. 归纳"内伤外感致病十九字"病因

程国彭指出病因分为内伤、外感与不内外伤三者，内伤者，气病、血病、伤食以及七情引起；外感则是风、寒、暑、湿、燥、火六淫邪气引起；不内外伤者则是跌打损伤、五绝之类引起。《医学心悟·内伤外感致病十九字》中指出："如风、寒、暑、湿、燥、火，外感也。喜、怒、忧、思、悲、恐、惊，与夫阳虚、阴虚、伤食，内伤也。总计之，共一十九字，而千变

万化之病，于以出焉。"其不仅继承了三因之说，并对外感病和内伤病，分别提出治疗大法。还在此基础上，提示了不同季节外感六淫相兼致病的不同特点与不同治法。如《医学心悟·六气相杂须辨论》中提出："六气者，风、寒、暑、湿、燥、火是也。然冬月致病只三字，风、寒、火是也。春兼四字，风、寒、湿、火是也。夏兼五字，风、寒、暑、湿、火是也。秋只四字，风、寒、燥、火是也。"四季之中，六气杂致，所杂不同，致病就不同，治法也有别。其还以夏季为例，对病因病机加以详细的分析。

《医学心悟·火字解》中，还对火热证提出独到见解。如：其认为"朱丹溪复以虚实二字括之，可谓善言火矣"。进而，提出"贼火"和"子火"的概念。其曰："予因易数字以解之，夫实火者，六淫之邪，饮食之伤，自外而入，势犹贼也。虚火者，七情色欲，劳役耗神，自内而发，势犹子也。"在治法方面，其提出"驱贼火"四法：一曰发：风寒壅闭，火邪内郁，宜升发之，方用升阳散火汤之类。二曰清：内热极盛，宜用寒凉，方用黄连解毒汤之类。三曰攻：火气郁结，大便不通，法当攻下，属釜底抽薪之法，方用承气汤之类。四曰制：热气拂郁，清之不去，攻之不可，此本来真水有亏，不能制火，所谓寒之不寒是无水也，当滋其肾，方用地黄汤之类。提出"养子火"有四法：一曰达：肝经气结，五郁相因，当顺其性而升之。所谓木郁则达之，方用逍遥散之类。此以一方治木郁而诸郁皆解。二曰滋：虚火上炎，必滋其水。所谓壮水之主，以镇阳光，方用六味汤之类。三曰温：劳役神疲，元气受伤，阴火乘其土位。经曰：劳者温之。又曰：甘温能除大热，方用补中益气之类。四曰引：肾气虚寒，逼其无根失守之火，浮游于上，当以辛热杂于壮水药中导之下行，所谓导龙入海，引火归元，方用八味汤之类。以上这些方法，精当而简明，为后世开启了治疗火热的思路。

4. 提出辨证八字纲领

程国彭认为，"病有总要，寒、热、虚、实、表、里、阴、阳八字而已。病情即不外此，则辨证之法亦不出此"。由此将这"辨证八字"，根据临床所见代表性证候的特点，归纳出八类证候。其中辨"寒、热、表、里、虚、实"，又可统归于辨"阴阳"，即所谓"病之阴阳统上六字而言"。至于真寒假热、真热假寒、真实假虚、真虚假实等疾病过程中因复杂证候病机而出现的假象，也进行了分析。真是全面而深入，准确而简明。

5. 提出"医门八法"

程国彭在《医学心悟·医门八法》中指出："论治病之方，则又以汗、和、下、消、吐、清、温、补八法尽之。"还说："盖一法之中，八法备焉，八法之中，百法备焉。病变虽多，而法归于一。"关于八法，程国彭一一剖析其含义、作用、理论渊源及临床应用范围。尤其在八法的临证运用方面，程国彭根据运用中的各种实际问题，对八法的运用进行归纳并条分缕析。内容既详尽又简明，具有重大的临床意义。

（二）辨证倡八字纲领

程国彭所谓辨证八字纲领中的"八字"，是指"阴、阳、表、里、寒、热、虚、实"，亦是今天所称"八纲"。八纲辨证，源于《内经》，丰富于《伤寒杂病论》，运用和阐明于历代各家。程国彭对此做了更为简明扼要的归纳和阐述。

1. "八纲辨证"的源流

从《内经》用阴阳、寒热、虚实、内外等概念分析疾病，到张仲景的"辨六经"与"析八纲"有机结合，诊治外感热病与内伤杂证；以及历代各家对"八纲辨证"的临床实践、理论提炼、系统阐述，如明代张介宾提出的"两纲六变"说，使以阴阳、表里、寒热、虚实为纲进行辨证的理论更加系统和规范。八纲辨证作为中医观察分析人体生命现象、病理变化、病邪性质、病变部位，邪正关系等方面的纲领，经历了一个漫长的历史时期。

（1）源于《内经》

《内经》对于疾病的认识，涉及脏腑、经络、病因、病机、气血津液等多个方面。虽然《内经》中并无"八纲辨证"一词，但关于阴阳、气血、表里、内外、寒热、虚实等论述，散见于各篇。归纳起来有如下几个方面：

首先，《内经》确立以阴阳为阐明天地、万物及人体生命活动、病理变化的总纲。如《素问·阴阳应象大论》："阴阳者天地之道也，万物之纲纪，变化之父母，生杀之本始，神明之府也，治病必求于本。"同时，《素问·阴阳应象大论》中，还强调"善诊者，察色按脉，先别阴阳"。在阴阳的消长、互根、转化之中，衍生了寒热、虚实、表里的变化。因此，《内经》关于阴阳的论述，奠定了中医诊断的思维方式和基本法则。

第二，《内经》提出了虚实的概念及辨别标准。《素问·调经论》："有者为实，无者为虚。"《素问·通评虚实论》："邪气盛则实，精气夺则虚。"阐明所谓虚，是指正气虚衰，所谓实是指邪气之实。《灵枢·逆顺》："脉之盛衰者，所以候气血之虚实。"指出通过诊脉来辨别虚实的方法。《内经》中的这些论述，为后世医家在临床上辨别虚与实，奠定了理论基础。

第三，用阴阳理论表述寒热、表里、虚实的属性。阴阳作为古代哲学思想的核心，使人们对万事万物的认识都贯穿着阴阳的概念。综观《内经》之辨证，亦用阴阳为纲领，表述表里、寒热、虚实的概念。如《素问·阴阳应象大论》："阴胜则阳病，阳胜则阴病；阳胜则热，阴胜则寒。"《素问·调经论》："阳虚则外寒""阴虚则内热。"以上论述，说明了疾病的寒热状态与阴阳盛衰、虚实的关系。《素问·生气通天论》："阴者，藏精而起亟也；阳者，卫外而为固也。"描述了"阴阳"在"表里"间的不同功用。

第四，《内经》描述了"八字"的征象。"八字"的征象，是指对阴阳、寒热、表里、虚实八个字，赋予最具代表性的征象。《内经》中详细记述了这样一些征象，使阴阳、寒热、表里、虚实中的每一个字，分别代表一组或一类症状表现，为辨证理论与临证运用奠定了基础。如《素问·阴阳应象大论》："阳胜则身热，腠理闭，喘粗为之俯仰，汗不出而热，齿干以烦冤，腹满，死，能冬不能夏。阴盛则身寒，汗出，身常清，数栗而寒，寒则厥，厥则腹满，死，能夏不能冬。此阴阳更胜之变，病之形能也。"此论说明了阴阳的具体表现。对于虚实征象的描述，如《素问·玉机真脏论》："脉盛、皮热、腹胀、前后不通、闷瞀，此谓五实。脉细、皮寒、气少、泄利前后，饮食不入，此谓五虚。"总之，虚证是因正气不足或正不胜邪所出现的，以寒象为主的征象，其脉象为细；而实证是由邪盛正不衰，邪正交争出现的热象为主的征象，其脉多盛。

（2）丰富和运用于《伤寒杂病论》

东汉张仲景继承《内经》的理论，并将其中的辨证理论融入所著《伤寒杂病论》中，以"阴阳、表里、寒热、虚实"的辨证理论指导临床实践。

其一，《伤寒杂病论》用阴阳、寒热、表里、虚实，解释疾病的发生机理。如《伤寒论·太阳病脉证并治上》第 7 条："病有发热恶寒者，发于阳也；无热恶寒者，发于阴也。"此条以阴阳解释寒热发生与否的病机。第 70 条："发汗后，恶寒者，虚故也"；"不恶寒，但热者，实也。"此条以虚实解释汗下之后恶寒、发热的原因。《伤寒论·太阴病脉证并治》第 277 条："自利不渴者，属太阴，以其脏有寒故也，当温之，宜服四逆辈。"此条以脏腑有寒来解释太阴病自利不渴的发病机理。《伤寒论》还以虚实转化，来解释疾病邪祛正胜的机理。如第 278 条："至七八日，虽暴烦下利，日十余行，必自止。以脾家实，腐秽当去故也。"《伤寒论·少阴病脉证并治》第 373 条："下利欲饮水者，以有热故也。"此条阐释了因热而导致的下利欲饮水的病机。

其二，张仲景书中丰富了"八字"的征象。如《伤寒论》第 210 条：

"实则谵语，虚则郑声。"此条补充了虚实征象的闻诊部分。《金匮要略·腹满寒疝宿食病脉证治第十》："病者腹满，按之不痛为虚，痛者为实，可下之。""腹满时减，复如故，此为寒。"进一步说明了腹痛之寒热虚实的鉴别方法。除此之外，张仲景还将"八字"直接用于临床症状的描述，将病证的性质及病证产生的征象十分生动地描述出来。如《伤寒论》第279条的"大实痛"，第375条的"虚烦"，以及《金匮要略》大建中汤证中的"大寒痛"等等。

其三，张仲景不但将阴阳、寒热、虚实用于疾病的定性诊断，还进一步将其细分，形成定量的判断，并在一定程度上指导临床治疗。以虚证为例，《伤寒论》对虚证的论述，有"不足"（第50条）、"久虚"（第196条）、"极虚"（第380条）、"虚竭"（第111条）"亡阳"（第286条）等程度上的不同。体现了张仲景运用阴阳、寒热、表里、虚实这八个字进行定量诊断，分析病情的轻重缓急，并确立表里治则的先后。再如，《伤寒论》第208条和第233条所述大、小承气汤和导法的不同适应证，以及《金匮要略》第一篇中，谈到的"救表""救里"的先后原则等，都是根据表里、虚实病情轻重决定的。

综观张仲景对阴阳、表里、寒热、虚实的认识，在其分析病机、辨别证候、确定治则治法等方面均有运用。正如明代医家方隅在《医林绳墨》中所说："抑尝考之仲景治伤寒，著三百九十七法，一百一十三方……然究其大要，无出乎表、里、虚、实、阴、阳、寒、热八者而已。"因此，后世医家普遍认为，《伤寒杂病论》中，虽无"八纲"二字之名，但已具备"八纲"辨证之实。特别是《伤寒论》中，充分体现了六经辨证和八纲辨证的有机结合。

（3）三国至隋唐时期"八纲辨证"思想的渗透和演化

自张仲景以降，历代各家在辨证方面，皆以《内经》《伤寒论》为主要理论依据，大多以"阴阳、表里、寒热、虚实"八字为辨证指南。

由华佗所著《中藏经》，主要采用的辨证方法是"脏腑辨证"，但亦可见其运用阴阳、表里、寒热、虚实辨证的思想。书中有五脏六腑、虚实寒热、生死逆顺等诸篇，用"阴阳""寒热""虚实"等，解释脏腑病变时出现的脉证。

晋代皇甫谧在其《针灸甲乙经》中，体现了"阴阳、表里、寒热、虚实"辨证在十二经病治疗中的应用。其曰："凡十二经之病，盛则泄之，虚则补之，热则疾之，寒则留之，陷下则灸之，不盛不虚，以经取之。"提到了盛、虚、热、寒、陷下、不盛不虚等概念，在一定程度上蕴含了"阴阳、表里、寒热、虚实"辨证的韵味，是辨"阴阳、表里、寒热、虚实"在十二经病辨证中的体现。

《诸病源候论》是我国第一部论述病源与证候诊断的专著。全书列举各种疾病证候1720条，对诸多疾病进行了全面系统的论述，多处体现了虚实、寒热等辨证思想。如辨水肿病时，论及风水、皮水、大腹水肿，又有水瘕、水蛊等，体现了对其"阴阳、表里、寒热、虚实"的辨析。此外，书中还以寒、热、虚、实来阐释发病机理。如论及小儿惊风时，指出"小儿惊者，由血气不和，热实在内，心神不定，所以发惊，甚者瘛缩变成痫"。此以"热"与"实"阐述其病机。

唐代医家孙思邈的《千金要方》，是以脏腑学说为中心的著作。在全书三十卷中，有三分之一的篇幅专门论述脏腑的生理、病变、脉象、症状等。在其所载脏腑虚实寒热辨证法中，多以五脏六腑为纲，以寒热虚实为目，其中体现了八纲辨证的思想。如论及每一脏腑，都设立"实热""虚寒"之证；互为表里的脏腑，又有"俱实""俱虚"之论。除此之外，孙思邈通过长期的临证实践，发现阴阳、寒热、虚实交错并见的疾病较多，因此悉心加以研究。其依据《内经》"寒热温凉，反从其病""间者并行"的理论，在立法处方时同时运用上下、表里、寒热、攻补、通涩、升降等方药，体现了双向调节治疗的特色。

由此可知，自张仲景至汉唐时期的各位医家，总结和运用了与六经、八纲、经络、脏腑学说相应的诸多辨证方法。而阴阳、表里、寒热、虚实辨证，在诸多辨证方法中最具共性，因此成为定位、定性，辨别邪正虚实的基本纲领。虽然在此时期，尚未明确提出"八纲辨证"这一术语，但辨证以阴阳、表里、寒热、虚实为纲，已成为医家普遍共识并切实在临床运用。

（4）初步规范于宋元时期

宋元时期，张仲景的《伤寒杂病论》被奉为经典。随着对《伤寒论》研究的不断深入，对阴阳、寒热、表里、虚实八个字，亦有了较为明确的认识。北宋医家朱肱，在《南阳活人书》卷三、卷四分别阐明："治伤寒须辨表里""治伤寒须识阴阳二证"，强调阴阳、表里、虚实是伤寒辨证的大纲。北宋寇宗奭，在《本草衍义·序例上》指出："夫治病有八要，八要不审，病不能去……一曰虚：五虚是也。二曰实：五实是也。三曰冷：脏腑受其积冷是也。四曰热：脏腑受其积热是也。五曰邪：非脏腑正病也。六曰正：非外邪所中也。七曰内：病不在外也。八曰外：病不在内也。既先审此八要，参知六脉，审度所起之源，继以望闻问切加诸病者，未有不可治之疾也。"寇宗奭在此提出，临床诊察疾病当有统一的辨证纲领，强调治病当审辨虚实、冷热、邪正、内外"八要"，基本上囊括了"虚实""寒热""表里"为主体的，后世所称"八纲辨证"的内容。

南宋医家许叔微，亦注重运用"阴阳、寒热、表里、虚实"八纲，进行伤寒疾病的辨证。其在《伤寒百证歌·表里虚实歌》中指出："伤寒最要辨表里、虚实为先，有表实，有表虚，有里实，有里虚，有表里俱实，有表里俱虚，先辨此六者，然后用药，无不瘥矣。"指出伤寒疾病要重视辨表里、虚实。还在《伤寒发微论·论表里虚实》中强调指出:"伤寒治法,先要明表里、虚实,能明此四字,则仲景三百九十七法可坐而定也。"除此之外,许叔微还对临床中难以辨认的真寒假热、真热假寒诸证进行阐释,对寒热辨证进行了深入浅出的讨论,对临床上处理寒热相似、疑似病证,具有理论指导意义。

金元时期的医家,有针对"阴阳、寒热、表里、虚实"中的某一方面,进行深入研究并提出独到见解者。如:刘完素提出"六气皆从火化""五志化火"之说,并对火热病机进行深入的研究。基于上述学术思想,提出伤寒即为热病,在临床上有表里之分,并以此推断治疗伤寒表证当以辛凉之法、治疗伤寒里证当以清热养阴之法。又如,攻下派的代表人物张从正,从虚实角度阐发对疾病的认识,认为人体产生疾病的原因,主要是由于邪气侵袭。提出"先论攻邪,邪去而元气自复"的观点,重视邪实对人体的危害及治疗方法。再如,元代王好古,受张元素辨脏腑虚实的影响,重视脏腑虚损的研究。在其所著《阴证略例》一书中,对"阴"证论述颇为详尽。这些针对"阴阳、寒热、表里、虚实"某一方面的论述,深化了对"八纲辨证"的认识,细化了"八纲辨证"的阐明和运用。

(5)初步完善于明清时期

明代初期的陶节庵,在《伤寒六书·伤寒琐言》中,阐明当以阴阳、表里、寒热、虚实为纲,辨识伤寒的证候与治法。其曰:"大抵伤寒先须识证,察得阴、阳、表、里、虚、实、寒、热亲切,复审汗、吐、下、温、和解之法。"明代中期的徐春甫,在其《古今医统·伤寒门上》,引用了陶节庵之说,言"表里、虚实、阴阳、寒热八字,为伤寒之纲领"。第一次阐明此"八字"为伤寒疾病的辨证纲领。除陶节庵、徐春甫之外,明代王执中亦明确提出了治病"八字"。其在《东垣先生伤寒正脉·治病八字》中说:"治病八字,虚、实、阴、阳、表、里、寒、热。八字不分,杀人反掌。"由上可见，无论是治伤寒，还是广义的"治病"，明代医家已突出地强调"表里、虚实、阴阳、寒热"八字的辨证纲领。

此外，明代中晚期的著名医家楼英、孙一奎、张介宾等，也都认识到以"阴、阳、表、里、寒、热、虚、实"为纲进行辨证，在临床上具有一定的普适性。如：楼英在《医学纲目·阴阳脏腑部》中提出："脉之浮、沉、迟、数、虚、实、洪、细、滑、涩，所指阴、阳、表、里、寒、热、虚、实者，皆诊病之大纲。"孙一奎在《赤水玄珠·凡例》中亦指出："凡证不拘大小轻重，俱有寒、热、虚、实、表、里、气、血八个字。"至明代张介宾，对"八纲辨证"更有发挥。如《景岳全书·阴阳篇》："凡诊病施治，必须先审阴阳，乃为医道之纲领。阴阳无谬，则治焉有差？医道虽繁，可一言以蔽之，曰阴阳而已。"其阐明了阴阳的纲领地位。《景岳全书·六变辨》："六变者，表、里、寒、热、虚、实也，是即医中之关键，明此六者，万病皆指诸掌矣。"提出表里、寒热、虚实在认识疾病中的关键作用。关于阴阳与六变的关系，《景岳全书·传忠录》指出："苟吾心之理明，则阴者自阴，阳者自阳，焉能相混。阴阳既明，则表与里对，虚与实对，寒与热对，明此六变，明此阴阳，则天下之病，固不能出此八者。"《景岳全书》提出的"两纲六变"说，使以阴阳、表里、寒热、虚实为纲进行辨证的理论更加系统和规范。

总之，"八纲辨证"起源于《内经》，经过以张仲景为首的众多医家的运用和总结，完成了从伤寒病到一切疾病的适应范围的拓展，其表达更加明确而精要，而且切合临床实用。这些都为程国彭进一步阐述八纲辨证奠定了基础。

2."辨证八字纲领"的基本内容

程国彭在经典理论和历代医家总结和阐释八纲辨证的基础上，进一步强调提出"病有总要，寒、热、虚、实、表、里、阴、阳，八字而已，病情既不外此，则辨证之法，亦不出此"。兹就其所论要点简要介绍如下：

（1）"八字"为诸病之总要

强调辨证在临床诊治中的重要作用，阐明寒热、虚实、表里、阴阳辨证的适用范围，是程国彭所论八纲辨证的主要特点。如《医学心悟》首卷首篇，就强调了辨证对于医家的重要性。其言"医家误，辨证难"，认为辨证当属临床的第一问题。因此，在《医学心悟》中专门设置"寒热虚实表里阴阳辨"一节，讨论对多种多样的疾病具有普适性的辨证方法。其中，明确指出："病有总要，寒、热、虚、实、表、里、阴、阳，八字而已。病情既不外此，则辨证之法亦不出此。"程国彭还指出，"八字"辨证之法，既可用于外感热病，也可用于内伤杂证。如《医学心悟·医有彻始彻终之理》所云："凡病之来，不过内伤、外感与不内外伤，三者而已。内伤者，气病、血病、伤食，以及喜、怒、忧、思、悲、恐、惊是也。外感者，风、寒、暑、湿、燥、火是也。不内外伤者，跌打损伤、五绝之类是也。病有三因，不外此矣。至于变症百端，不过寒、热、虚、实、表、里、阴、阳八字尽之，则变而不变矣。"其中，将疾病分为"内伤""外感""不内外伤"三类。内伤，包括了七情及气血饮食所伤的杂证；外感，是六淫之邪侵犯人体所致疾病；不内外伤，包括跌打损伤等。三因所致疾病，变证多端，最终皆可用寒、热、虚、实、表、里、阴、阳来归纳分析。由此亦可看出，程国彭特别强调辨证八字纲领是具有普适性的，即病之"总要"。

（2）"寒证"与"热证"的辨别

"寒"与"热"是辨别疾病性质的纲领，亦是阴阳盛衰的具体表现之一。程国彭关于疾病"寒证"与"热证"的辨别，提出如下要点：一是口渴，二是饮食，三是神情，四为二便，五为脉象。

所谓热证，主要是由于阳邪外侵、阴虚生热，或阳盛则热，所导致的病证。热邪伤阴，使津液不足而干燥，导致口渴、小便短赤、大便秘结；

阳热多动而少静，故有烦躁，脉数之象。因此，程国彭指出："假如口渴而能消水，喜冷饮食，烦躁，溺短赤，便结，脉数，此热也。"

所谓寒证，主要是由于寒邪致病和阴盛阳虚所导致的病证。寒主收引与凝聚，得温而缓，故出现喜热饮之象；又因温化无能，而使口不渴或假渴，而不能运化水液；温化不足的同时，导致小便清长、大便稀溏。因温煦功能减退，则形寒肢冷；因鼓动无力，则血脉运行迟缓。因此，程国彭指出："口不渴，或假渴而不能消水，喜饮热汤，手足厥冷，溺清长，便溏，脉迟，此寒也。"

（3）"虚"与"实"

"虚"与"实"是分辨邪正盛衰的纲领。当人体正气不足时，脏腑功能减退所表现的证候，称之为虚证。而邪气过盛导致的脏腑功能亢进，则表现为实证。程国彭关于"虚证"与"实证"的辨别，提出如下要点：一是汗液，二是胸腹，三是疼痛，四是新久，五为禀赋，六为脉象。因此，程国彭指出："一病之虚实，全在有汗与无汗，胸腹胀痛与否，胀之减与不减，痛之拒按与喜按，病之新久，禀之厚薄，脉之虚实以分之。"

所谓实证，是指有病邪存在，正气具有充分抗邪能力的病证。实证必有病邪存在，虽然不同病邪，其性质并不相同，但在机体中涉及相同的病机，则出现相同的征象。由于邪气充盛，存在病邪的停积，而正气尚未虚衰，故其邪正斗争较为剧烈，表现为有余、强烈等特点。程国彭指出："假如病中无汗，腹胀不减，痛而拒按，病新得，人禀厚，脉实有力，此实也。"

所谓虚证，是指发病之后表现出的正气不足之征象。多因年老体衰、久病失治，精气阴血亏耗，形体失于充养，致使人体正常功能减退。由于正气虚损，邪气也并不明显，往往表现为衰退与迟缓。故程国彭指出："假如病中多汗，腹胀时减，复如故，痛而喜按，按之则痛止，痛久禀弱，脉虚无力，此虚也。”

（4）“表”与“里”

"表"与"里"，是辨析病位及病势深浅的纲领，对于外感病的辨证尤为重要。另外，"表"与"里"两者，仅是相对而言。从病位角度来说，皮毛经络为表，脏腑属于里；三阳经为表，三阴经为里；体表疾病为表，体内疾病为里。而从病势进退的角度而言，病邪入里一层，疾病深入一层；病邪出表一层，疾病减轻一层。程国彭认为，表证与里证的鉴别，当关注寒热、头痛、腹痛、鼻塞、口燥、舌苔、脉象等。故程国彭指出："一病之表里，全在发热与潮热、恶寒与恶热、头痛与腹痛、鼻塞与口燥、舌苔之有无、脉之浮沉以分之。"

所谓表证，是指六淫邪气经口鼻、皮毛入侵人体而出现的证候。如《景岳全书·传忠录》："表证者，邪气之自外而入者也。"由于外邪留滞于肌表，致使肌表卫气阻遏，卫阳不得宣散而出现恶寒，邪气郁闭而产生发热。由于邪气阻遏，使经气不能够流通，气血运行受阻，故头身疼痛；邪从口鼻、皮毛而入，二者皆应于肺，使肺窍失宣，故出现鼻塞等。其病邪较浅，故其舌苔薄，脉浮。因此，程国彭指出："假如发热恶寒，头痛鼻塞，舌上无苔，脉息浮，此表也。"

所谓里证，是相对于表证而言，大都由表证失治、误治，病邪由表及里，或情志内伤，饮食劳倦，而引起的气血、阴阳及脏腑功能失调。其临床表现，无表证，舌苔多变，脉象偏沉。因此，程国彭指出："假如潮热恶热，腹痛口燥，舌苔黄黑，脉息沉，此里也。"

（5）“阴”与“阳”

"阴"与"阳"，是八纲辨证的总纲领。《素问·阴阳应象大论》："善诊者，察色按脉，先别阴阳。"程国彭继承《内经》的学术思想，将其作为"八纲辨证"之统领。"阴阳"除具备"八字"纲领的具体内涵外，还具备另外的哲学内涵。

　　程国彭将阴阳作为哲学上的抽象概念，其意义在于以下两个方面：一是用阴阳来归纳寒热、虚实、表里概念的属性。如《医学心悟·寒热虚实表里阴阳辨》："至于病之阴阳，统上六字而言，所包者广。热者为阳，实者为阳，在表者为阳；寒者为阴，虚者为阴，在里者为阴。"亦即，对于"寒"与"热"而言，寒为阴，热为阳；对于"虚"与"实"而言，虚为阴，实为阳；对于"表"与"里"而言，表为阳，里为阴。由此可见，阴证之虚象与寒象并见，阳证之实象与热象并见。二是用以说明寒热、虚实、表里的相互关系及转化。如"寒邪客表，阳中之阴；热邪入里，阴中之阳。寒邪入里，阴中之阴；热邪达表，阳中之阳"。

　　关于阴与阳的具体内涵，程国彭又补充了对真阴真阳的认识。其指出："真阴真阳之别，则又不同。""假如脉数无力，虚火时炎，口燥唇焦，内热便结，气逆上冲，此真阴不足也。假如脉大无力，四肢倦怠，唇淡口和，肌冷便溏，饮食不化，此真阳不足也。"程国彭从真阴真阳不足的病变状态，阐释了真阴真阳的内涵。所谓真阴，当具有滋润、濡养、宁静的作用。当真阴不足时，会因滋润、濡养功能不足，而表现出口燥唇焦、内热便结等症状；以及宁静功能减退的气逆上冲、脉数等虚热证候。所谓真阳，当具有温煦、推动、气化等作用，因此当真阳不足时，会表现出机体温煦能力不足的寒象，如极冷便溏；气化推动能力减低，如四肢倦怠，饮食不化等，这些皆为虚寒证候。

　　（6）证候兼夹

　　程国彭关于辨证八字纲领的辨别要点及具体内容，在《医学心悟》中阐释得较为清晰明了。然而在临证之时，疾病往往不会是单纯的寒、热、虚、实证。因而，程国彭提出在面临复杂病证之时，要细致地审辨病证、分析病机。正如《医学心悟·医中百误歌》所云："医家误，昧阴阳，阴阳极处没抓拿，亢则害兮承乃制，灵兰秘旨最神良……医家误，昧寒热，显然寒热易分别，寒中有热热中寒，须得长沙真秘诀……医家误，昧虚实，显然虚实何难治，虚中有实实中虚，用药东垣有次第。"程国彭融汇先贤思想，采取各家所长，对复杂的相兼、夹杂、真假等证候进行总结和分析。其在《医学心悟·寒热虚实表里阴阳辨》中，举例说明了寒热夹杂、虚实夹杂、阴盛似阳、阳盛似阴等复杂证候的临床表现。如：寒热错杂，证象不符的情况，有"病中有热证而喜热饮"，其原因为"同气相求也"。"有热证"大便应结，反而"大便溏泻者"，因其"夹热下利也"。"有寒证"本应大便溏泄，"而大便反硬者"，其为"阴结也"。"有汗而为实证者"，因"热邪传里"，蒸腾迫汗而出也。"有无汗而为虚证者"，因其"津液不足也"。"有恶寒"本应属于表证，反而"为里证者"，因其"直中于寒"。"有恶热口渴而为表证者"，此属温热病邪，表浅而出者。出现疑似真假的情况，如"寒证而喜冷饮却不能饮者，假渴之象也""有热证而手足厥冷者，所谓热深厥亦深，热微厥亦微是也""有寒证而反烦躁，欲坐卧泥水之中者，名曰阴躁也"。对这些复杂证候，程国彭认为，是由于阴阳变化的缘故。在治疗疾病之时，这些是需要权衡辨别的。

综观程国彭论述的辨证八字纲领，提纲挈领，简明扼要，富有临证指导意义，可以说是将各家辨证之法加以融会贯通，并予以深入浅出的扼要阐明而得。

（三）论治重"医门八法"

中医辨证论治，讲究"方随法出，法随证立"。其中，法即治法，就是所谓的治疗方法，是辨证论治的核心内容之一，亦是治疗病证时所运用的具体方法。治法，是指临床辨明证候之后，根据治疗原则，针对病证的病因病机，所拟定的治疗方法。治法的出现，是与对药物、方剂的不断认识和实践积累相伴随的，其形成还与对病证机理的认识有关。病因病机理论的发展，促进了治法学的发展。因此，治法理论的形成与发展，经历了较为漫长的历程。清代以前，历代各家从不同角度，对治疗方法曾进行了长期的探索和实践。直至清雍正年间，程国彭贯通各家之说，结合自身丰富的临床经验，而后纲举目张地提出了"医门八法"的概念，规范了中医治法理论的表述。

1. 中医治法学的源流

中医治法的形成，首先源于对方药作用的深入认识。人们通过对大量药物性能的观察，通过逻辑归纳与思考，将其提炼为指导用药的基本理论。而同时对于病证机理的认识，也促进了中医治法学的发展。因此，可以认为，药物及方剂的效用与病证病因病机的探求，以及两方面内容的融合与统一，是治法理论形成和发展的基础。而治法作为病证与方药之间的纽带，是指导临床用药的根本依据。在这里还需要强调的是，方剂是治法的具体体现，因此有诸多医家，将方药功效与治法结合起来，形成了以法统方的局面。中医的治法理论极为丰富，历代医家对治法有各自不同的分类方法。有三分法、四分法、六分法、八分法、十二分法、十四分法、二十一分法、二十四分法等。其中，亦有数量相同而内容不同者。诸多的分类方法，皆反映了各位医家自身的学术特点。

（1）《内经》中的治则治法

清代的《医宗金鉴·订正仲景全书·伤寒论注·凡例》中，称"上古有法无方"。在《内经》中确实未见"治法"这一术语，但关于治则治法的理论阐述却非常丰富，除了方药内服及针灸外，还涉及精神疗法、按摩、导引等治疗方法。然而，尚未形成系统表述的治法理论，对其具体应用的论述内容也很有限。《内经》中关于治法的原文不胜枚举，现仅就其中部分内容论述如下：

一是根据病位确定的治则治法。如《素问·阴阳应象大论》指出："其有邪者，渍形以为汗；其在皮者，汗而发之。"明确地指出了病邪入侵肌表，当用汗法解除其表证。《素问·玉机真脏论》中，亦对风寒侵袭卫表当发汗解之的机理予以阐释。文中有"今风寒客于人，使人毫毛毕直，皮肤闭而为热，当是之时，可汗而发也"之句。关于汗法运用的时机，《素问·热论》："未入于脏者，故可汗而已……其未满三日者，可汗而已。"对于汗法用药，提出"辛甘发散"的理论。通过这些论述，可知《内经》中论及的汗法，是与病证紧密联系的理论，而且多为散在各篇中的论述，未给予明确的方药。但这些散在的理论，为后世汗法的形成、运用和发展奠定了坚实的理论基础。此外，《内经》中按照病位确定的治法还有很多。如《素问·阴阳应象大论》所云："其高者因而越之，其下者引而竭之。"此中涉及吐、下两法。所谓"高者"，当是指病邪居于上而导致的病证，具体可指在胸膈以上的病证。"越之"是指用涌吐的方法，将某些居于胸膈以上的病邪，如痰涎、宿食和有毒的物质清除体外。所谓"下者"，指病邪居于下所导致的病证，具体可指病邪位于下焦。所谓"竭之"，即祛除之意，是指将某些居于下焦的病邪，用疏导的方法将其排出体外。

二是依据病性制定的治法。对于疾病性质的治疗原则，《素问·至真要大论》首先提出了"逆者正治""从者反治"的原则。无论是"正治"，还是"反治"，归根结底都是逆其疾病的本质而进行治疗的方法。具体有"寒者热之""热者寒之""温者清之""虚者补之""实者泻之""坚者削之""结者散之"等。而这些也正是"清法""温法""补法""消法"的源头。这里所说的疾病性质，往往涉及疾病邪正盛衰、阴阳寒热等属性。以"清法"为例，所谓清法，就是指用寒凉的药物治疗温热疾病的一种方法。而《内经》中"热者寒之""温者清之"，正是程度不同的清法的体现。清法所适用的病邪，其属性为火热，与其火热相对者为寒凉，故用寒凉之法。故《素问·至真要大论》提出"火淫于内，治以咸冷"。同理，《内经》之

"补法"，是针对正气虚而设定的，"泻法"为邪实而设定。

三是依据脏腑病机确定治法。如《素问·脏气法时论》："肝苦急，急食甘以缓之""心苦缓，急食酸以收之""脾苦湿，急食苦以燥之""肺苦气上逆，急食苦以泄之""肾苦燥，急食辛以润之"。可见上述治则治法的确立，是与脏腑病机密不可分的。此外，《素问·六元正纪大论》："木郁达之，火郁发之，土郁夺之，金郁泄之，水郁折之。"这是论述风、火、燥、湿、寒五气郁发所致疾病的治疗方法。这些治法，不但适用于五运之气因受所克之气影响所致郁证，亦适用于脏腑气机郁阻的治疗。在一定程度上，说明这些治疗方法是依据运气病机、脏腑病机而设定的。如"木郁达之"，所谓运气之"木"，对应至人体五脏则为"肝"，所谓"木郁"亦指肝郁气滞，"达"则是畅达之意，即疏肝利胆，理气解郁。

以上所述，仅仅为《内经》治则治法理论之举隅，旨在举例以提示《内经》的治疗理论，是中医治法的理论源头和理论基础。后世历代医家，以其指导临床实践并不断总结，不断地丰富和完善了《内经》的治法理论。

（2）张仲景的治法与方药

张仲景之《伤寒论》，是继《内经》之后，集理、法、方、药于一体的经典著述。清代吴谦在《医宗金鉴·订正仲景全书·伤寒论注·凡例》中称："自仲景始有法有方。"《伤寒论》全书10卷，共22篇，列方113首，主要阐述外感热病的治疗规律，确立了六经辨证的体系，对伤寒六经病证，阐明其主证与方药。如："太阳伤寒"用麻黄汤；"太阳中风"用桂枝汤；"阳明经证"用白虎汤，"阳明腑证"用承气汤，等。除此之外，后世有学者称《伤寒论》有397法，这一数字出自宋代林亿的《校订伤寒论·序》。其言"今先校订张仲景《伤寒论》十卷，总二十二篇，证外合三百九十七法"。虽然此提法或数字被后世诸多医家质疑（如元代王履388法说、黄仲理包括"证"与"法"的397之说），但仍然从一个侧面反映了《伤寒论》在治法方面的成就。

此外，综观《伤寒杂病论》全书，亦未提及"八法"之名称，但其所载诸方，皆遵"发汗、催吐、攻下、和解、温热、清凉、滋补、消导"等治疗方法，充分体现了"八法"，即"汗、吐、下、和、清、温、消、补"之意，并将其贯彻于临床的实际运用之中。在《伤寒杂病论》中，体现其汗法的方剂主要有：桂枝汤、麻黄汤、葛根汤、大青龙汤、小青龙汤、麻黄附子细辛汤等。其中，桂枝二越婢一汤、麻黄连翘赤豆汤，寓有辛凉解表之意。体现吐法的方剂，代表方为瓜蒂散，用于涌吐痰、食。下法的代表方剂，有攻下瘀血的桃核承气汤、抵当汤；攻泻水饮的大陷胸汤、十枣汤；攻泻燥结的大承气汤、小承气汤、调胃承气汤；润泻通便的麻子仁丸、蜜煎导方；攻下退黄的茵陈蒿汤等。和法的代表方剂，有和解少阳的小柴胡汤、大柴胡汤；调和寒热的栀子干姜汤、麻黄升麻汤；和解表里的桂枝加厚朴杏子汤、桂枝加芍药汤。调和阴阳的四逆散、半夏汤。温法的代表方剂，有温经散寒的附子汤、桂枝加附子汤；回阳救逆的四逆汤、白通汤；温中散寒的理中汤、桃花汤、吴茱萸汤；温阳利水的真武汤、茯苓桂枝白术甘草汤等。清法的代表方剂，有清泄上焦的栀子豉汤、桔梗汤、麻黄杏仁甘草石膏汤；清泄中焦的白虎汤、竹叶石膏汤等。补法的代表方剂，有气阴两补的桂枝加芍药生姜各一两人参三两新加汤；补养气血的小建中汤、炙甘草汤；阴阳两复的芍药甘草附子汤；滋阴降火的黄连阿胶汤。消法的代表方剂，有消散水气的文蛤散、猪苓汤；消痰开结的小陷胸汤；消痞泻满的大黄黄连泻心汤、旋覆代赭汤等。由此可见，张仲景著述的《伤寒杂病论》，理法方药结合；其中的治法和方剂，经历代临床实践证明切实有效，这使得后世医家对其治法的运用和不懈研究持续至今。

张仲景在《伤寒杂病论》中论述的治法与方剂，为后世提出"八法"名称并对其加以系统总结和扼要阐明，奠定了坚实理论基础和临床实践基础。

（3）三国至金元时期的治法总结

治法的理论探讨及应用总结经历了漫长的过程，关于治法的表现形式——方药的研究亦较为漫长。历代医家各抒己见，形成了不同的方药分类方式。如金代成无己遵循《内经》的七方之说；唐代王焘采用病证分类法；南宋陈无择选择病因分类法。其中，最为关键的当属以治法为纲的方药分类方法。这种分类方法，表现了医家对治法的深刻认识，同时促进了中医对治法理论的丰富与完善。

对方药从功效即治法角度分类，始于唐代陈藏器。其所著《本草拾遗》中说："诸药有宣、通、补、泄、轻、重、滑、涩、燥、湿，此十种者是药之大体。"此书将治法与药物功效联系起来，将药物按照临床功效分为十类，后世称之为"十剂"。其后又曰："宣可去壅，生姜、橘皮之属。通可去滞，木通、防己之属。补可去弱，人参、羊肉之属。泄可去闭，葶苈、大黄之属；轻可去实，麻黄、葛根之属。重可去怯，磁石、铁粉之属。滑可去着，冬葵子、榆白皮之属。涩可去脱，牡蛎、龙骨之属。燥可去湿，桑白皮、赤小豆之属。湿可去枯，白石英、紫石英之属。"宋代的《圣济经》中，则分别将陈藏器上述之"十种"，各加一"剂"字。如："郁而不散为壅，以宣剂散之。"宋代寇宗奭的《本草衍义》，在"十剂"之上，又增添"寒剂""热剂"，形成"十二剂"。这些以功效分类方药的方法，在一定程度上，体现出医家对治疗方法的认识。

金元时期的医家勇于创新，在中医发展史上起到了承前启后的作用。宋金时期的医家成无己（约 1063—1156），在其所著《伤寒明理论·药方论序》中，亦提及宣、通、补、泻、轻、重、涩、滑、燥、湿十剂。成无己是第一个从理论上提出"和解"概念的医家。如其所著《注解伤寒论·辨少阳病脉证并治》中说："太阳转入少阳……邪在半表半里之间……与小柴胡汤和解之。"其在《伤寒明理论》中还指出："伤寒邪气在表者，必渍形以为汗；邪气在里者，必荡涤以为利；其于不外不内，半表半里，既非发汗之所宜，又非吐下之所对，是当和解则可矣。小柴胡为和解表里之剂也。"此论提出了"和解"法的适用范围，认为邪气在表当用汗法，邪气在里当用涤荡之下法；若是在半表半里，则不可妄用汗法，亦不可乱用吐下治法，而是应当用和解之法；并提到和解半表半里的方剂，即小柴胡汤。成无己提出的"和解"法，主要是指和解少阳法，用以治疗邪在少阳之半表半里之证，方用小柴胡汤。这是中医学最早的"和解"法概念。

金代的刘完素（约1110—1200），提出了诸多新的治法。其面对热性疾病大为流行的客观事实，依据《素问·至真要大论》所示"风淫于内，治以辛凉"的论断，提出以"寒药"治疗"怫热郁结"的病证。其曰："且如一切怫热郁结者，不必止以辛甘热药能开发也。如石膏、滑石、甘草、葱、豉之类寒药，皆能开发郁结，以其本热，故得寒则散也。"《素问玄机原病式·六气为病》这是刘完素提出的辛凉解表，以治疗热证的新方法。又如，其书中说："余自制双解、通圣辛凉之剂，不遵仲景法桂枝、麻黄发表之药，非余自炫，理在其中矣。故此一时，彼一时，奈五运六气有所更，世态居民有所变，天以常火，人以常动，动则属阳，静则属阴，内外皆扰，故不可峻用辛温大热之剂"（《素问病机气宜保命集·卷上·伤寒论第六》）。此外，刘完素提出的养阴退阳法则，是其在治法方面的另一个贡献。具体而言，刘完素认为，当热深陷于内，失下而致热极，"以至身冷脉微，而昏冒将死者，若急下之则残阴暴绝，阳气后竭而立死，不下亦死，当以凉膈散或黄连解毒汤养阴退阳；蓄热渐以消散，则心胸复暖，脉渐以生，至阳脉复有力者，方可以三一承气汤微下之"（《黄帝素问宣明论方·卷五·伤寒门》）。亦即，当里热炽盛之时，不能贸然攻下。因为阳热亢盛损伤阴精，致使阴精衰微；贸然攻下，容易导致阴阳俱损、亡阴亡阳的危证。因此，刘完素主张用养阴退阳之法，用凉膈散或黄连解毒汤顾护阴液。

金代的张从正（1151—1231），认为攻邪有汗、吐、下之别。其曰："夫病之一物，非人身素有之也，或自外而入，或由内而生，皆邪气也"。"今予论吐、汗、下三法，先论攻其邪，邪去而元气自复也"。其主张用汗、吐、下三法，治疗各种外感内伤疾病，在《儒门事亲·汗下吐三法该尽治病诠》中详细阐明了这一观点。同时，张从正还将中医传统汗、吐、下三法的内涵进一步延伸。认为吐法不仅指从口中引而吐出者，还包括流涎、嚏气、追泪等。认为凡能使涎液外流、喷嚏及催泪的方法，均属吐法范畴。认为催生下乳、磨积逐水、破经泄气，皆属于下法范畴。认为灸、蒸、熏、渫、洗、熨、烙、针刺、砭射、导引、按摩，凡解表者，皆属于汗法范畴。张从正在《儒门事亲》中，系统地总结了汗、吐、下三法的适应病证、选方用药、应用禁忌等，突破了以往对汗、吐、下法的认识，形成了独特的理法方药体系。

此外，元代的朱震亨，运用补中益气类药服后探吐，治疗妊妇转脬、小便不通的"倒仓治法"，以及其寓意和法的左金丸、二妙丸之创立，都在一定程度上丰富了治法的临床实践。朱震亨所倡导的"阳常有余，阴常不足"之说，是滋阴降火法的理论基础；滋阴降火法，在其临床实践中也有具体的运用。

（4）明清时期对治法的总结

治则治法理论，在明清时代得到了进一步的丰富和完善。明代缪希雍《神农本草经疏》中，论及十四种治法，分别为：宣、通、补、泻、轻、重、涩、滑、燥、湿、寒、热、升、降。明代医家徐思鹤的《医学全书》中，又在"十剂"的基础上，增加调、和、解、利、寒、温、暑、火、平、夺、安、缓、淡、清十四法，形成二十四种治法。

在明清诸多治法理论中，张介宾提出的"八阵"之说，对后世影响深远。"八阵"即"补、和、攻、散、寒、热、因、固"八者。张介宾鉴于"古方之散立于诸家者，既多且杂，或互见于名门，或彼此之重复"，而"类为八阵"。在《景岳全书·新方八略引》中，又做如下解释："补方之制，补其虚也""和方之制，和其不和者也""攻方之制，攻其实也""用散者，散表证也""寒方之制，为清火也，为除热也""热方之制，为除寒也""固方之制，固其泄也""因方之制，因其可因者也。凡病有相同者，皆按证而用之，是谓因方"。"八阵"概括了中医学的主要治法，且与八纲辨证有较为明确的对应，使治法更贴近临床应用。

清代汪昂在其《医方集解》中，提出补养，发表、涌吐、攻里、表里、和解、理气、理血、祛风、祛寒、清暑、利湿、润燥、泻火、除痰、消导、收涩、杀虫、明目、痈疡、经产及救急良方22种治法。陈士铎《石室秘录》则总结出独具特色的"一百二十八法"，其中既有虚治法、实治法，亦有大、小、长、短、日、夜、贫、富等从不同角度归纳出的治法。

以上所述有关治则治法的经典理论及各家学说，仅仅是举例阐明中医治疗理论的起源及历代医家所做的归纳总结。这是程国彭阐述"医门八法"的前提。

2."医门八法"的基本内容

程国彭生活在清代康熙、雍正年间，当时临床上有庸医，多用温补之药，忽视寒凉之品，对于下法、吐法鲜有运用。正如《医学心悟·医门八法》中所言，"迩时医者，群尚温补，痛戒寒凉""近世庸家，不讲于法，每视下药为畏途，病者亦视下药为砒鸩，致令热症垂危，袖手旁观，委之天数，大可悲耳"。程国彭还指出，当临证之时，见病患出现呕吐而为顺证之时，"见者惊、闻着骇，医家亦不论虚实而亟亟止之，反成坏病，害人多矣"。此外，程国彭对于某些医家对治法的分类和使用，还有如下看法，其曰："方书或言五法，或言六法，时医更执偏见，各用一二法，自以为是，

遂至治不如法，轻病转重，重病转危，而终则至于无法，大可伤也。"(《医学心悟·凡例》)

在上述背景之下，程国彭兼采众家之说，结合自身临床经验，提出"医门八法"。此八法是其经历数十年悉心钻研、反复实践总结而成的。《医学心悟·医门八法》曰："论病之原，以内伤、外感四字括之。论病之情，则以寒、热、虚、实、表、里、阴、阳八字统之。而论治病之方，则又以汗、和、下、消、吐、清、温、补八法尽之。"说明治疗疾病首先要辨别外感与内伤，再用辨证八字纲领审证求因，而后再确定运用"八法"之中的何种法则治疗。以此作为临床辨证论治的主要步骤，体现了中医"方从法出""法随证立"的思想。在临证之时病变十分复杂，在辨清证候之后，"八法"与所辨之证应当紧密结合，并灵活运用八法治疗疾病。即程国彭所云："盖一法之中，八法备焉；八法之中，百法备焉；病变虽多，而法归于一。"程国彭认为，"医门八法"，在临证之时可以根据辨证演化为各种治法，来应对复杂多变的疾病与证候。兹简要论述"医门八法"要点。

（1）汗法

《医学心悟·医门八法》："汗者，散也。经云：邪在皮毛者，汗而发之是也。又云：体若燔炭，汗出而散是也。"程国彭在此引用《内经》之论，旨在说明汗法之义。所谓汗法，亦被后世称为解表法，是通过开泄腠理、宣发肺气等方法促使人体发汗，使病邪随汗而解的治疗方法。程国彭在此节中，主要论述了何时该用汗法、何时禁用汗法，以及如何正确使用汗法等问题，亦即，汗法的适应证、汗法的禁忌证，及使用汗法的注意事项等。

汗法的适应证为风寒表证，即程国彭所谓"头痛发热而恶寒，鼻塞声重而体痛，此皮毛受病，法当汗之"。风寒表证，症见发热、恶寒、鼻塞声重、头痛，提示病邪客于肌表，故应当用汗法。程国彭认为，当发病之初，病邪较为轻浅之时，当予以及时果断的治疗。如果未能及时地通过汗法将病邪驱除体外，或所用汗法不当，使病邪郁滞，随经内陷，则会变生他证，此乃"当汗不汗之过也"。

程国彭在汗法中提出，某些病证也亦会出现与风寒表证相类似的症状，表现出恶寒发热的状态，此时应当注意诊断鉴别，不可以轻易运用汗法。如内伤元气不足，如同风寒表证，会出现头痛、发热，但"其人倦怠无力，鼻不塞，声不重，脉来虚弱"，此时不可运用汗法。其后，又列举了多种病证，如伤食发热、寒痰厥逆、湿淫脚气、内外痈肿、瘀血发热、温病诸疾等，皆有恶寒发热的现象，但其都不是伤寒表证，不可妄用汗法。

在"汗法"中，程国彭还论及汗法之禁忌证，并指出误汗之后的症状。当患者外感风寒，但脐周动悸之时，不可发汗；当少阴病厥逆无汗时，不可发汗；少阴中寒，亡血家，淋家，疮家，病在少阳，及尺脉弱、体虚者，皆不可发汗。尤其指出，妇女月经期亦不可发汗。

对于既有表邪未解，又有里证之兼夹证，程国彭也进行了细致的探讨。其融合前人之说，提出清凉解表、温中解表、和解中兼表等灵活应用汗法的思路。如其所言，"总而言之，凡一切阳虚者，皆宜补中发汗；一切阴虚者，皆宜养阴发汗；夹热者，皆宜清凉发汗；夹寒者，皆宜温经发汗；伤食者，则宜消导发汗。感重而体实者，汗之宜重，麻黄汤。感轻而体虚者，汗之宜轻，香苏散"。总之，体现了程国彭前文所言"一法之中，八法备焉"的思想。

关于发汗剂使用的注意事项，提出运用汗法之时，当根据地域不同、禀赋之不同、病情之轻重不同选择方药。强调指出"但师古人用药之意，而未尝尽泥其方，随时随证，酌量处治，往往有验"。体现了《医学心悟·医中百误歌》中所说："时移世易，读仲景书，按仲景法，不必拘泥仲景方，而通变用药，尤为得当。"程国彭还论及病之深浅不同，选用汗法治疗的次第亦不同。如：一经之证只用一经之表药；两经、三经合病，则用两经、三经之表药；表里合病，则表里合治。

此外，程国彭还论述了敛汗之法。提出敛汗不应单用酸收之品，而应当针对病因治疗。其曰："敛也者，非五味、酸枣之谓。其谓致病有因，出汗有由，治得其宜，汗自敛耳。"其后，论述了汗出的病因病机，以及与之相应的方剂。

（2）和法

程国彭在论述"和法"时说："伤寒在表者可汗，在里者可下；其在半表半里者，唯有和之一法焉。"其观点与成无己的和法之论一脉相承。程国彭所谓和法，主要是指病邪处于半表半里之时的治疗方法。较之当代所言广义和法，所涵盖的范围相对局限。广义之和法，是指通过和解或调和的作用，以疏解邪气、调整脏腑、阴阳、表里的治疗方法。总的来说，和法作用和缓，考虑全面。程国彭所论"和法"，一方面疏半表之邪，一方面泄半里之邪，使邪气从表里同时分消。程国彭是从适应证、禁忌证、兼夹证、使用注意等几方面阐释的。

程国彭将和法之适应证定位在少阳证。如其所曰："夫病当耳聋胁痛、寒热往来之际，应用柴胡汤和解之。"还指出："少阳胆为清净之腑，无出入之路，只有和解一法。"少阳证主证，为口苦、咽干、目眩、目赤、耳聋、往来寒热、胸胁苦闷、默默不欲饮食、心烦喜呕、脉弦者，当用和解之法。程国彭认为，病邪在少阳，不可用麻黄、桂枝之类发表，不可用大黄、芒硝之流攻里，更不可因其"胸满胁痛"而吐之。除汗、吐、下三法之外，唯有和解一法可行。如其所言，"且非惟汗、吐、下有所当禁，即舍此三法而妄用他药，均为无益而反有害"。

程国彭在和法中提出，有一些疾病亦会出现类似少阳证之往来寒热。但由于其病证的本质不同，因此需要仔细鉴别，不可妄用和解之法。如内伤劳倦、内伤饮食、气虚血虚、痈肿瘀血等，皆可导致寒热往来，但绝非用和法可以进行治疗的。因此，"若不辨明证候，切实用药，而借此平稳之法，巧为藏拙，误人非浅"。

在"和法"一节中，程国彭亦论及和法之禁忌证。虽然和法较为平稳，但亦不能滥用。如病邪在肌表而未传至少阳，此时误用和解少阳的柴胡剂，则导致"引贼入门，轻者为疟，重则传入心包"，甚至导致神昏不语。而如果病邪已经入里化热，出现燥渴、谵语等症状，仅仅选用和法，则病证不解。

少阳证变化多端，其病邪更易传遍，病证多有兼夹，运用和法需当灵活。程国彭认为，病邪在少阳，而太阳、阳明证未罢者，若属少阳兼表邪者，以柴胡加桂枝汤，即小柴胡汤加解表药治疗；若邪在少阳而兼里热者，以柴胡加芒硝汤，即小柴胡汤加清里药治疗；而三阳合病，以阳明热甚为主者，以白虎汤辛凉清热，一方面清本腑之热，一方面透达肌表之邪，使三经之邪一同散除。总之，临证之时和法的应用极为灵活，如程国彭所言，"有清而和者，有温而和者，有消而和者，有补而和者，有燥而和者，有润而和者，有兼表而和者，有兼攻而和者。和之义则一，而和之法变化无穷焉"。

关于"和法"应用时的注意事项，程国彭指出，当全面考虑寒热之多寡、禀赋之虚实、脏腑之燥湿等因素，进行选方用药。其指出，伤寒之邪，在表为寒，在里化热，而在半表半里之少阳处，当有寒且兼有热。故在遣方用药之时，需要注意寒热之多少，表里之多少；"否则寒多而益其寒，热多而助其热，药既不平，病益增剧"。关于脏腑燥湿，是指要考虑人体津液的损伤情况，若津液未伤，用清润之品不可太过；若津液已伤，则辛燥之品不可用，而改用天花粉、瓜蒌等。

（3）下法

程国彭在论及"下法"时说："下者，攻也，攻其邪也。病在表，则汗之；病在半表半里，则和之；病在里，则下之而已。"程国彭首先指出，所谓下法，即攻下法，是通过泻下通便，使积聚在体内的宿食、燥屎、冷积、瘀血、水饮等有形实邪，从下窍排出体外的一类治法。

程国彭指出，下法适用于病邪在里的证候，如张仲景所言，阳明病，燥屎内结、谵语、不能食、发热汗多、热结津伤；或少阴病，口燥咽干，腹满不大便，按之心下硬，下利清水色纯清，目不了了，睛不和。若见到上述证候，应当及时运用下法，否则津液损伤以致枯竭，使"身如槁木，势难挽回"。

在"下法"一节中，程国彭还论及下法的禁忌证，并论及倘若误下则可能导致"变证蜂起"。如伤寒表邪未解，不可下；邪虽入里，而未积聚者，不可下。至于高年、新产、病后亡阴、亡血而大便不通者，皆不可妄用下法。虽有热邪入里，而成可下之证，但脐周动悸不安者，不可下。除上述症状外，若咽中闭塞，脉微弱者，阳气素微，平素胃弱，病中能食，小便清者，皆不可用下法。程国彭在此节中，论述了上述禁忌证误下之后可能发生的情况。

程国彭在论及下法的遣方用药时，强调要考虑患者之禀赋、病邪之深浅。当热邪入侵素体羸弱之人时，则易形成正虚邪盛之证，使得治疗之时难以入手。程国彭总结前人之言，提出依照古人之清法、润法、导法、先攻后补、先补后攻、攻补并行等法则，并指出较为明确的处方用药。而对于老人、久病之人、新产妇人，亦依法于朱震亨、李杲，给予"委曲通幽"之法。

（4）消法

程国彭论及"消法"时说："消者，去其壅也。脏腑、筋络、肌肉之间，本无此物而忽有之，必为消散，乃得其平。经云：坚者削之。"程国彭在此引用《内经》之论，说明其立法依据。指出脏腑、筋络、肌肉等突然出现病邪，且病邪在此有停留、凝滞、瘀郁之势，当用消散之法使其散于无形。所谓消法，是通过消食导滞、消坚散结等作用，消除体内因气血痰水虫食等久积而成的痞结癥块的治疗方法。该法源自《内经》"坚者削之""结者散之""逸者行之"的治疗原则。

消法适用于"六淫外侵，七情内动，饮食停滞，邪日留止"而引发的病证。程国彭所言之消法，其含义较为广泛。他认为正常之人"起居有常，饮食有节，和平恬淡，气血周流，谷神充畅"，不会产生癥瘕积聚之物。而若一旦有所不慎，致使病邪停聚，则应及时消导。否则，"积气盘踞坚牢，日渐强大，有欲拔不能之势，虽有智者，亦难为力"。

程国彭在论消法时指出，有一些疾病的某些阶段，会出现与消法适应证相类似的症状，应当注意加以鉴别。如气虚中满之鼓病，症见腹部膨胀，其中并没有停留之实邪，因其中空无物，形状如鼓，不可妄用消法。又如，脾虚而导致的水肿，其水肿出现的原因为土衰而不能制水，故虽出现了水邪停聚，亦不可用消法。此外，脾虚食不消、气虚不运生痰、肾虚水泛为痰、血枯而经水断绝等，虽貌似有实邪存在，但皆不可用消法。总结程国彭论及的这些病证，大都是指临床上出现的真虚假实之象，在治疗上当选塞因塞用之法，补足其虚，而不能妄用消法。也从另一方面说明，虚证不可用消法。

关于消法的使用，当注意以下几点：首先要辨别病邪所在的部位。程国彭认为，五脏六腑的部位不同，皮毛、肌肉、筋骨各有深浅。由于病邪所积聚的部位不同，选方用药当注重直达病所。如程国彭所言，"凡用汤、丸、膏、散，必须按其部位，而君、臣、佐、使驾驭有方，使不得移，则病处当之，不至诛伐无过矣"。程国彭认为，药证相合是极其重要的，而对于消法则更应重视。若"不明乎此，而妄行克削，则病未消而元气已消"，会对机体产生危害。二是，要辨别病邪种类。程国彭指出："积聚之原，有气血食积、停痰、蓄水、痈脓、虫蛊、劳瘵，与夫痃癖、癥瘕、七疝、胞痹、肠覃、石瘕以及前后二阴诸疾，各各不同，若不明辨，为害匪轻。"程国彭论述了积与聚之不同，指出积是指病邪形于五脏，且推之不移；聚是指病邪位于六腑，推之可移动；积聚因病原之别而所致症状亦不相同，如"忽聚忽散者，气也"，而"痛有定处而不散者，血也"等。这些症状，在临证之时都应当仔细辨别，并根据疾病发生的原因选方用药。三是，强调癥瘕积聚的分期治疗。程国彭认为，消法的运用必须及时，亦即，当邪气初成之时及时消导。同时，要注意病程与消法运用的关系。根据癥瘕、积聚之证的初、中、末三期，选用不同的治疗方法。早期，邪气初客，所积未深，当选用"消而和之"之法；中期，所积日久，气郁渐深，湿热相生，当祛湿热之邪，并补正气，攻补并行；末期，块消及半，应当采取补气调血之法，使经脉顺达，荣卫流通，而使痞块自行消减。

（5）吐法

程国彭论及"吐法"时说："吐者，治上焦也。胸次之间，咽喉之地，或有痰食、痈脓，法当吐之。经曰：其高者，因而越之。"程国彭在此引用《内经》之论，说明吐法之义及来源。吐法，用于邪在上焦之证，是指通过宣壅开郁和涌吐的作用，驱除停留在咽喉、胸膈、胃脘等处的痰涎、宿食、毒物的一种治疗方法。程国彭所处的明清时期，临床上运用吐法者较少，往往将此法束之高阁。因此，程国彭针对此时弊，遂列"论吐法"一节，对其理论进行了系统阐述。

程国彭认为"吐法"适用于邪在胸膈以上的病证，即上焦之痰食、痈脓。如风痰郁火所致缠喉、锁喉等咽喉痹阻之危证；饮食停滞胸膈、停痰蓄饮、阻塞清道等诸疾。在临床上出现妨碍饮食、心慌心悸、嗳腐吞酸等邪气上逆的症状，应当顺应病势，用涌吐法治疗。其中，程国彭提出胃有痈疡，呕吐脓血是顺证。

程国彭在论述"吐法"时指出，某些疾病亦会出现妨碍饮食、心胸烦闷等临床表现，应当注意诊断鉴别。如少阳中风之证，症见胸满烦闷，这是因其有邪气停聚，而非有痰饮、宿食之类有形实邪，故不可用吐法。再如，少阴之证初期，可见手足厥冷，饮食入口即吐的症状，此因胸膈上有寒饮，不可妄用吐法。

在"吐法"一节中，程国彭亦论及汗法的禁忌证。一是体弱之人不可妄用吐法。包括年老气衰体弱、体质素虚、脉息微弱、新产妇人等。此外，自吐不止者，亡血者，有动气者，四肢厥冷、冷汗自出者，不可用吐法。强调在运用吐法时，还应考虑到人的性情因素。认为性情刚暴、好怒喜淫之人，不宜用吐法。

程国彭效仿古人，随证用药，灵活运用吐法。认为"症在危疑之际，古人恒以涌剂尽其神化莫测之用"。其提到"随药取吐"法，可用于寒痰昏厥、中脏之脱证、风痰热闭、风热不语，以及因中暑、中恶、梦魇自缢而不醒，甚至喉闭、喉风等危重病证。而这些病证，大多表现为昏迷不醒、吞咽不利。关于"随药取吐"法，程国彭指出，当以汤药"频频灌之，痰随药出则拭之，随灌随吐，随吐随灌，少顷痰开药下，其人即苏"。除此之外，还提出"不吐之吐"法，即用"搐鼻散"取嚏之法，治疗牙关紧急，闭塞不通。用此法时，嚏出牙开，使其痰涎、饮食吐之而出。程国彭的"不吐之吐"法，与张子和所言之"吐法"一脉相承。其认为"吐法"不仅仅指从口中引物而出，如喷嚏、追泪等法，都当属于"吐法"。因此，程国彭在一定程度上，拓展了"吐法"的概念。

（6）清法

程国彭论及"清法"时说："清者，清其热也，脏腑有热则清之。经云：热者寒之。"程国彭依据《素问·至真要大论》中"热者寒之""温者清之""治热以寒"之义而立此法。所谓清法，是指通过清热泻火、凉血解毒等作用，清除里热之邪的治法。清热法的使用，是基于对疾病寒热性质的认识之上的。程国彭认为，风、寒、暑、湿、燥、火六种邪气侵犯人体，"除中寒、寒湿外，皆不免于病热"。并认为火热之邪可分为外感与内伤，并提出"外感为实，内伤为虚，来路不同，治法迥别"。因此，清法当为临床常用之治法。

　　程国彭所言之"清法"，主要适用于外感热病的治疗。其言"热气熏蒸，或见于口舌、唇齿之间，或见于口渴、便溺之际，灼知其热而不清，则斑黄狂乱，厥逆吐衄，诸症从生，不一而足"。说明外感热邪易导致的实火，应当及时用清法治之；若任其热邪肆虐，则可能产生诸多变证。程国彭认识到，在临床中单纯运用"清法"治疗的疾病较少，"清法"在大多数情况下都与其他诸法相互融合，共同治疗疾病。这体现了程国彭运用"清法"的灵活性。如风寒闭火，则遵循"火郁发之"之法，散而清之；暑热伤气，则效法李杲，补而清之；湿热之火，则根据病位、病势，或散、或渗、或下而清之；燥火为患，则用清润之法；伤食积热，则消导清热。仅有伤寒传入胃腑之时，方用白虎汤之单纯清热之法。在此，程国彭亦提及阳盛格阴，而导致清药不入，不能下行的处置方法。其以"姜汁些少为引"，或姜制黄连反佐，即在寒凉药中加入少许热药进行治疗。

　　程国彭除论及外感热病以外，还论及内伤发热的治法，并详细解释外感之火与内伤之火所致病证治法不同的原因。程国彭认为，外感之火是邪火、人火、有形之火、后天之火，认为此火得水则灭，故可以用寒凉之药，即清法折之。而内伤之火，则为虚火、龙雷之火、无形之火、先天之火，得水则炎。程国彭生动地讲述了此中道理，即"譬如龙得水而愈奋飞，雷因雨而益震，动阴蒙沉晦之气，光焰烛天"。因此，程国彭指出，内伤之火不可用寒凉之品，当以补法为要。如气虚者，当补其气；血虚者，当以养血；真阴不足者，当滋其阴；真阳不足者，当引火归元；并提出外感之火，以凉为清；内伤之火，以补为清。

程国彭还指出，多种与外感热病症状相似的病证，在临床上需认真鉴别，不可妄用清法。如中气大虚而导致的发热、倦怠、心烦、溺赤，虽有发热、心烦、溺赤的症状，但究其原因是"春生之令不行，无阳以护其荣卫"，故不可用清热治法。又有阴虚痨瘵之证而见日晡潮热、产后血虚而致发热烦躁、命门火衰之浮阳上泛、阴阳格拒而产生的真寒假热之证等，虽然都有种种热象，但究其根本皆非实火，故皆不可妄用清热之法。

在使用清法时，程国彭提出以下几点注意事项：一是要注重患者体质之强弱。一般而言，体质壮实之人罹患实热之病，所用清法可稍重；若本体素虚，脏腑本寒，饮食素少，肠胃虚滑，或产后、病后、房室之后，即使有热，也应当减少剂量。二是用药宁可不足，不可过量。亦即，使用清剂，宁可不及，切勿太过。"不及犹可再清"，"倘清剂过多，则疗热未已而寒生矣"。因此认为，"清之贵量其人也"。三是清火之药必本于滋阴。认为"清火之药不可久恃"，最终当归于滋阴之法。且引用王冰之意，认为外感、内伤之热，皆可用滋阴之法治之。

（7）温法

程国彭论及"温法"时说："温者，温其中也。脏受寒侵，必须温剂。经云：寒者热之。"《素问·至真要大论》中，"寒者热之""治寒以热"，是本法最早的理论根据。温法，是通过温里、祛寒、回阳、通脉等作用，以消除脏腑经络寒邪的治疗方法。在本节之中，程国彭对温法的适应证、禁忌证、灵活运用、注意事项等，进行了较为系统的阐述。

"温法"的适应证为里寒证。如程国彭在"论温法"中所述"自表而入"的伤寒，"直中阴经"的中寒，以及"寒侵湿淫"的痛痹。若伤寒自表入里，当在病情轻浅之时，及时用温法散之，则表寒自去；若不由表而直中阴经，则出现种种寒证，法当温之；而由于寒湿之邪夹杂致病，使四肢拘急而成痛痹，亦当用温散之法。程国彭将寒证的表现，归纳为：恶寒厥逆、口鼻气冷、冷汗自出、呕吐泻利、腹中急痛、厥逆无脉、下利清谷等。

程国彭在"温法"中提出，有一些疾病会出现与温法适应证相类似的症状，需要加以鉴别。如程国彭所言"热病已深，厥逆渐进，舌则干枯，反不知渴"的热厥证，其虽然可见厥逆、口不渴的症状，但究其原因是邪热过盛的真热假寒之证，故不可用温法。此外，程国彭还提出"夹热下利，神昏气弱，或脉来涩滞，反不应指，色似烟熏，形如槁木，近之无声，望之似脱，甚至血液衰耗，筋脉拘挛，但唇口齿舌干燥而不可解者"，虽然或多或少地见到与寒证类似之象，但此为真热假寒之候，不可误用热剂。而临床上又见郁热内蓄而恶寒，湿热胀满而肤冷，中暑脉虚而自汗，燥伤肺气而痿软等证候，在临床中应当辨别，皆属于不可用温法之列。

在"温法"一节中，程国彭亦论及温法之禁忌。如伤寒邪热传里，症见口燥咽干，便秘谵语；甚至出现发斑、发黄、狂乱、吐、衄、便血等实热之证，不可以用温法。除此之外，还有阴虚脉细数，而导致阳乘阴而吐血者，不可用温法。

温法使用中，须当灵活运用。程国彭认为，温法可以结合其他治法运用。他说："冬令伤寒，则温而散之。冬令伤风，则温而解之。寒痰壅闭，则温而开之。冷食所伤，则温而消之。"其中，提出了温散、温解、温开之法。而对于中寒暴痛，大便反硬，用温热之法不止时，则主张用热药下之，即热下之法。当病患体虚夹寒时，则应当考虑温补之法。在运用"温法"时，还需考虑病邪所处的病位，灵活选方。程国彭认为，寒邪所处的病位不同，所选用方剂亦有所不同。如寒邪客于中焦，则用理中汤温之。寒邪客于下焦，则用四逆汤温之。此外对于阴盛格阳的症状，程国彭提出以白通汤加人尿、猪胆汁反佐，即热因寒用之法。而对于真虚夹寒，命门火衰者，则认为须补真阳。

　　此外，程国彭还提出，使用温法时当注意因人、因证、因时制宜，即程国彭论中所言"量其人""量其证""论其时"。不同体质的人，也当斟酌用药。如素体阳虚之人受寒邪侵犯，可重用温剂。如温剂使用略过，也不会造成不良的影响。而平素火旺之人，或曾经有阴虚失血之证者，若感受寒邪，可稍用温药，病退即止。所谓"量其证"，是指临证之时要考虑寒邪之轻重、邪正之虚实。程国彭主张温热药剂的给予要适当，指出"寒之重者，微热不除；寒之轻者，过热则亢"。关于温补二法，有结合用之者，亦有不必结合单用温法者，亦须辨证而用。所谓"论其时"，是指运用温法时当考虑节气之不同，似《内经》"用热远热"之理。如程国彭指出："盛夏之月，温剂亦轻；时值隆冬，温剂宜重。"同时提出"舍时从证"，即在盛夏之时，治疗极重之虚寒证时，亦可用温热重剂，但不宜太过。

（8）补法

　　程国彭论及"补法"时说："补者，补其虚也。经曰：不能治其虚，安问其余。又曰：邪之所凑，其气必虚。又曰：精气夺则虚。又曰：虚者补之。补之为义，大矣哉。"补法，是通过补益、滋养人体的阴阳气血，或增强脏腑机能，治疗气血阴阳虚损不足或脏腑虚衰的一种治疗方法。《素问·三部九候论》中"虚则补之"，以及《素问·阴阳应象大论》中"形不足者，温之以气，精不足者，补之以味"，皆是补法的立法依据。

　　"补法"的适应证，为各类虚证。程国彭指出："夫虚者，损之渐；损者，虚之积也。"说明虚、损两者存在程度上的不同，而在治疗时当注意防微杜渐，尽早运用补益之法。如程国彭所言"阳虚不补，则气日消。阴虚不补，则血日耗。消且耗焉，则天真荣卫之气渐绝，而亏损成矣，虽欲补之，将何及矣"。程国彭亦提及大虚而有实象者须用补法，阴虚火亢气冲上逆而不得眠者亦可用补法。此皆"至虚有盛候"，故当补其虚。

　　程国彭在论述补法时，提及不可用补法的病证。其中，除疾病本身为实证不可用补法外，还有素体本虚而客邪初至，病势方张，不可妄用补法。若妄用补法，会造成闭门留寇。此外，还有真实假虚之证，症见"神昏体倦、甚至憎寒振栗，欲着覆衣，酷肖虚寒之象，而其人必有唇焦口燥，便闭溺赤"，即"大实有羸状"者治疗时当仔细辨别，不可妄投补剂。

程国彭认为，运用"补法"时，当分气血寒热、开合、缓急，细分五脏何者为虚，并认为"不明根本，不深求调摄之方"，则足以误人。

首先，补法当分气、血、寒、热。程国彭认为，补气当用四君子汤，凡一切补气之方皆以此方为基本；补血当用四物汤，凡一切补血之方皆从此方变化而来。程国彭依据"少火生气""壮火食气"的理论，提出补气亦当兼顾补足少火。而当壮火旺盛之时，又当降火以益气。简而言之，火衰而致气虚者，当补少火益气；火盛伤气而致气虚者，治宜清壮火。而对于病证之寒热，血热之证，宜补血行血以清之；血寒之证，宜温经养血以和之。如若失血过多，可不分寒热，阴阳双补，所谓"有形之血不能速生，无形之气所当急固"。

其二，运用补法之时当知开合。程国彭认为，与天地有开有合一样，用药也要有补有泻。在临证之时，"补正必兼泻邪，邪去则补自得力"。如：补中益气汤用参、芪，必佐陈皮以开之；六味汤用熟地，则用泽泻以导之。其中，参、芪、熟地之品为补为合，陈皮、泽泻之品为泻为开。因此，如补散并行、消补并行、攻补并行、温补并行、清补并行等治疗方法，皆属有开有合。

其三，补法当知缓急。程国彭认为，依据病证之症状不同，有当峻补者，有当缓补者，有当平补者。极虚之人，垂危之病，须得大剂峻补；若病邪未尽，元气虽虚弱，但不能承受峻补者，则宜缓补；体质素虚，别无大寒大热之证，则当调理气血，以平和之药补之。

其四，补法当分五脏。有五脏正补之法，程国彭引用《难经》之论，阐明补足五脏的方法。如"损其肺者，益其气。损其心者，和其荣卫。损其脾者，调其饮食，适其寒温。损其肝者，缓其中。损其肾者，益其精"。亦有五脏相生而补之法，即按照五行相生的次序进行补益，肺虚者补脾，脾虚者补命门之类。

其五，补法当知根本。程国彭认为，"脾、肾两脏，皆为根本，不可偏废"。补脾补肾，当依病情而定。如脾弱肾不虚者，当以补脾为先；肾弱而脾不虚者，宜以补肾为先；脾肾两虚者，则并补之。

（9）八法提出的意义

程国彭提出的"医门八法"，提纲挈领、繁简得宜，使中医治法得到了简明扼要的阐明。程国彭总结历代有关治法的认识，对中医的治疗大法进行归类，提出了较为系统的"医门八法"。程国彭对其中每种治法的基本概念、适用范围、代表方剂、类证鉴别、使用禁忌等，予以比较详细的论述；将"医门八法"与辨证"八字"纲领紧密地结合；在论述中又多涉及临证方药，体现了中医"方从法出""法随证立"的思想，使"医门八法"系统化，更加适用于临床实践。

在程国彭提出"医门八法"之后，随着《医学心悟》一书的广为流传，后世医家对其推崇备至。其"医门八法"在理论上论述的较为透彻，对每一种治疗方法，都有详尽、系统的表述。在临床上，八法之间相互配伍、变化无穷，适合对纷繁复杂的临床病证进行分析，促进了后世中医临证诊治的进步。任应秋先生曾对程国彭之"医门八法"给予高度的评价，称赞程国彭"较刘完素、张从正、张介宾、汪讱庵诸家，均为约确"，其"医门八法"可谓"繁简适中，颇有助于临证"。"医门八法"综合了诸多前贤的治疗思想，结合程国彭习医三十余年的临床体悟，使得其中蕴藏着丰富的临床经验。为后世的疾病诊疗提供了依据。

（四）杂证主治气血痰郁

程国彭潜心研究各家医著，博采众家之长，注重临床实践，医术闻名遐迩，若遇到不甚明了的医学理论之时，则昼夜沉思以求通达，终将三十余年业医心得编撰《医学心悟》一书。该书不仅提出了辨证八字纲领、"医门八法"等对后世影响颇深的理论，还对伤寒、杂证、五官、妇产等病证，阐发了独到的理论见解。

1. 杂证的范畴及其特点

杂证，最初称为"杂病"，而"杂病"一名最早见于《灵枢》，为其篇名之一，主要论述因经气厥逆所引起的各种心痛，及喉痹、疟疾、膝痛、呃逆、大小便不通等病证。因论述范围广、病种多，故称之杂病。至东汉时期，张仲景撰写《伤寒杂病论》一书，以六经辨证为纲领将伤寒疾病独立出来，而将伤寒以外的多种病证则统称为杂病。由于后世对疾病认识的不断深入，杂病的范畴演化为在伤寒、温病之外的，以内科为主的病证，基本成为内、外、妇、儿等科的代称，即后来的杂证。

程国彭在《医学心悟》中所提及的"杂证"，就是相对于伤寒等外感疾病以外的内科杂病。在《医学心悟·凡例》中，可以看到程国彭对于疾病分类的大概认识。首段，是提出采纳张仲景、刘完素、李杲、朱震亨四家之学说，使医道得以大全的思想。第二段，单独论火，将火邪分为虚、实两种，并提出其用药之不同。第三段，阐释寒、热、虚、实、表、里、阴、阳辨证八字纲领。第四段，阐释医门八法。第五至第七段，皆阐释伤寒外感之病，对伤寒病的辨证论治要素加以提示。第八段，记述杂证。第九段论妇科。程国彭的《凡例》，相当于对全书主要观点的简介。从其论述的内容中可以看到，程国彭认为疾病主要分为伤寒、杂证、妇科三类。而在著述《医学心悟》之后，又撰写了《外科十法》一书。其在《外科十法》"序言"中云："爱著《医学心悟》一书，详言内证，梓行于世，而外科有未及。"自此，补全了程国彭关于疾病的大致论述，形成了将疾病分为伤寒、杂证、妇科、外科的论述框架。因此，在一定程度上，或可以认为程国彭所言的杂证，是排除伤寒、妇科、外科的一些内科疾病。

此外，程国彭在整部书籍的编排上，也揭示了杂证的范畴。《医学心悟》中，首卷，主要论述四诊八纲、治疗八法等理论内容；第二卷，主要论述《伤寒论》的理论及诊断治疗；第三卷，分述内科杂证的辨证施治；第四卷，为眼耳鼻喉各科及外科常见的疾病；第五卷，为妇人门，分述妇科经带胎产诸常见病证。附卷，《外科十法》，论外科证治。从全书的体例分章中亦可看出，程国彭论及的杂证，除伤寒外，还在一定程度上将某些妇科、外科排除在外。在此强调程国彭对于杂证的范畴，主要是因论及"杂证主治四字"的适用范畴。在凡例第九段，程国彭描述妇人病证之时说："女人之病，多于男子，因其有行经、胎产等事也，且性情多郁，尤易生病，故治法另有变通。兹特详著于后，其与男子同病者不载，特载其不同者而已，非缺也。"由此可知，程国彭单论妇科，是因其与杂证，在病因、病机、治法等方面存在一定的差异。因此，理解《医学心悟》所提"杂证主治四字"的范畴，当遵照程国彭对疾病的分类方式。

程国彭所言"杂证"，具有涵盖范围广、病种多的特点，其病理变化不具备由表及里、由浅入深的层次性特点。程国彭总结前人经验，从各种各样的疾病中找出共性，统领掌握，使之更便于临床诊治，颇有心得，并形成了自己较为独特的杂证辨治理论。

2. 杂证的辨证方法

中医对于疾病的辨证分型，方法较多，自《伤寒论》的六经辨证，历经众多医家的创新发展，形成了多种相对独立的辨证体系。如六经辨证、卫气营血辨证、三焦辨证、病因辨证、脏腑辨证、气血津液辨证、经络辨证、八纲辨证等。其中，八纲辨证是各种辨证的纲领，适用于一切疾病的辨证。八纲辨证得出的结论，相对比较抽象，具有高度的概括性，其结果仅能够反映一般的发病规律、病机特征，指导治疗方向，而未能具体地体现出致病因素、病变部位、以及病程进展等情况。因此，在临床上其他辨证体系亦被运用，使辨证方法更加丰富。通常六经辨证、卫气营血辨证、三焦辨证，主要用于伤寒、温病等外感疾病；病因辨证、脏腑辨证、气血津液辨证、经络辨证用于杂证。

在适用于杂证的病因辨证、脏腑辨证、气血津液辨证以及经络辨证中，气血津液辨证是其他三项的基础。六淫、疫疠、七情、饮食等因素损害人体，最终使脏腑、经络、四肢百骸发生病变，其主要原因是由于这些致病因素影响到了人体的气、血、津、液，使之发生了各种病理变化。因此，气血津液辨证是病因辨证、脏腑辨证、经络辨证的纲领，是治疗杂证最主要的分析方法。

气血痰郁辨证，在很大程度上反映出气血津液辨证的思路。无论何种病变，归根到底，是气血津液的病理变化。气血津液是构成人体的基本物质，是脏腑经络等组织器官进行生理活动的物质基础，同时气血津液的生成与输布，又依赖于脏腑经络功能的正常。可见，脏腑经络与气血津液在生理功能上相互依存，在病理变化上互相影响。当人体的脏腑经络等产生病变之时，就会产生气血痰郁的病变。因此，所谓气血痰郁，正是气血津液的病理变化。所以，把气血痰郁作为杂证辨证施治的纲领，正符合杂证的特点。正因如此，程国彭在提出辨证八字纲领之后，又提出了"杂证主治四字"，即气、血、痰、郁，丰富了杂证的辨证论治方法。

除此之外，程国彭还强调杂证的病因辨证。在《医学心悟·凡例》中说："杂证各有内伤、外感之不同，须从此分别，则治法不致混淆，而取效神速。"提出了杂证分为外感与内伤两种病因。《医学心悟·内伤外感致病十九字》中，对外感与内伤皆有论述，程国彭云："风、寒、暑、湿、燥、

火，外伤也。喜、怒、忧、思、悲、恐、惊，与阳虚、阴虚、伤食，内伤
也。"这是对外感、内伤的内涵的进一步讨论。指出外感是指因六淫邪气侵
扰人体而导致的疾病，内伤是由七情、饮食所伤，或阴阳不调引起的疾病。
因将杂证分为外感与内伤，主要依据是其有不同的病因。因此，外感、内
伤的治疗也需要分清。

综观《医学心悟》，程国彭共运用了辨证八字纲领、病因辨证、六经辨
证、脏腑辨证、经络辨证和气血痰郁辨证六种。在对疾病辨证施治之时，
有单独运用者，也有几种辨证方法结合者。其中，气血痰郁辨证为诊治杂
证的核心。

3. 杂证主用气血痰郁辨治

首先倡导以气、血、痰、郁为纲辨治杂证的，是元代的朱震亨。在
《丹溪心法》和《金匮钩玄》两书中，其治疗疾病分别依据气、血、痰、郁
而论。其中，尤重"六郁"和"痰证"。如：朱震亨指出，诸多疾病皆因
"郁"所致，并将其分为气郁、湿郁、痰郁、热郁、血郁与食郁，即"六
郁"，创制了越鞠丸方，通治诸郁。朱震亨论痰，提出疗痰之法，当实脾
土、燥脾湿治其本。认为善治痰者，不治痰而治气。总的来说，朱震亨治
疗杂证，"气用四君子汤，血用四物汤，痰用二陈汤，郁用越鞠丸，参差互
用，各尽其妙"（《医学心悟·杂证主治四字论》）。明代医家王纶，在论及
朱震亨治疗杂证的特点时，以"治病不出气血痰郁"来概括。正是由于朱
震亨对杂证的诊治规律认识深刻，因而其"气血痰郁"论对杂证的临床诊
治具有重要的指导意义，后世亦有"杂证宗丹溪"的说法。

明代薛己在朱震亨治疗杂证的基础上有所发挥。其认为"脾胃为气血
之本，若阳气虚弱而不能生阴血者，宜用六君子汤；阳气虚寒而不能生阴
血者，亦用前汤加炮姜；若胃土燥热而不能生阴血者，宜用四物汤；若脾
胃虚寒而不能生阴血者，宜用八味丸。其余当更推五脏相互生克而调补之"

（《明医杂著·丹溪治病不出乎气血痰郁》）。薛己立足脾胃与肾，阐述了杂证的诊治思路。程国彭对薛己的诊治思路，加以如下阐释："气用补中，而参以八味，益气之源也。血用四物，而参以六味，壮水之主也。痰用二陈，而兼以六君，补脾土以胜湿，治痰之本也。郁用越鞠而兼以逍遥，所谓以一方治木郁而诸郁皆解也。"可见薛己在气血痰郁的基础上，结合虚实、标本、寒热等审病求因，从方药上对杂证的诊治予以扩充。至此，气血痰郁的辨证与治疗，得到了进一步的充实与完善。

程国彭在《医学心悟·杂证主治四字论》中，对气血痰郁辨证及理法方药做了比较全面的论述。其曰："杂证主治四字者，气、血、痰、郁也。"所谓气，是组成形体和维持生命活动的基本物质之一，由先天之精气、吸入体内的清气和水谷精微之气共同组成。其运动形式为升、降、出、入，具有化生、防御、温煦、推动、固摄的功能。因此，气的病变范围很广，正如《素问·举痛论》所云："百病生于气也"。气的病变主要表现在气的功能减退和气的运动失常。即程国彭所言气虚、气实。对于其治法，程国彭强调说："气虚者，宜四君辈；而气实者，则香苏、平胃之类可用也。"四君子汤为治疗脾胃气虚的基础方，后世补脾益气的方剂大多从此演化而来。而香苏散、平胃散为理气、行气之品，体现了气虚当补其气；气实当行其气之意。

所谓血者，与气一样，都是维持人体生命活动的基本物质。血由营气和津液组成，经过心气的化赤，流行于脉中，对人体起到营养和滋润的作用。血的病变主要有血液不足或血液运行失常而出现的瘀血、出血等病证。程国彭亦以虚、实分之，认为"血虚者，宜四物辈；而血实者，则手拈、失笑之类可用也"。四物汤为中医补血之经典方，也是调血的基本方法。而手拈散、失笑散，则为活血祛瘀之剂，体现出血虚当用四物补益、血实则应活血化瘀之意。

痰是津液不归正化而形成的病理产物，有狭义、广义之分。狭义之痰，多是指排出体外的有形之痰。而广义之痰，是指水液凝结而成的，质地较为稠厚之内邪。其侵害人体，往往无处不到，停滞在脏腑、经络、组织之间。因此，痰证的临床表现较为复杂。程国彭将痰证，以病情之轻重分之。他说："寻常之痰，可用二陈辈；而顽痰胶固致生怪症者，自非滚痰丸之类不济也。"二陈汤是燥湿化痰、理气和中的基础方剂，而滚痰丸则是治疗实热老痰之方，其攻下逐痰之力较强。体现出痰之轻症当化痰理气，顽痰老痰当攻下逐痰。由于程国彭认识杂证，主张以气、血、痰、郁四字为纲目进行辨证，强调气、血、津、液在人体生理、病变过程中的作用与变化。认为当人体产生疾病时，势必会导致气、血、津、液的生成、运化失常，进而产生水液停滞、郁而发热的病理情况。基于这种认识，程国彭提出痰与热为杂证兼见之证。《医学心悟·痰饮》："凡病未有不发热，不生痰者。"认为一切疾病，都会出现痰的症状。这里所谓的痰，包含了水、饮等津液运行失调的病理产物。程国彭在杂证的治疗过程中，注意痰饮对疾病的影响。其将痰湿分为燥痰、湿痰。而对于痰饮的治疗，则遵从前人之说，认为"治痰须理脾，以痰属湿，脾土旺则能胜湿耳"，将健脾利湿确立为治疗痰湿的重要方法。这也在一定程度上体现了程国彭重视调理脾胃的观念。

郁，泛指郁滞不得发越之证。如戴元礼所云："郁者，结聚不得发越也。"在这里还要指出的是，郁与疾病的关系有如下两个方面：一是郁久生病。这一思想在朱震亨著作中颇有体现。即"气血冲和，万病不生；一有怫郁，诸病生焉。故人身诸病，多生于郁"。二为久病多郁，是指疾病本身往往会影响气、血、津、液的运行与生成，因此可产生郁。《素问·六元正纪大论》就有木郁、火郁、土郁、金郁、水郁五郁之记载。朱震亨创六郁之说，提出气、血、痰、火、湿、食之六郁。程国彭遵循《内经》五郁之论，根据病情之轻重选择用药。其云："些小之郁可用越鞠、逍遥辈。而五郁相混，以致腹膨肿满、二便不通者，自非神佑、承气之类弗济也。"其中，越鞠丸、逍遥散多以行气解郁为主，而神佑丸、承气汤之类则为峻下之品。程国彭指出，病情轻浅，可用寻常治法；而若病势坚强者，必须用峻剂攻之。"大抵寻常治法，取其平善；病势坚强，必须峻剂以攻之"。对于郁证的治疗，程国彭发挥疏肝理气、调畅情志的重要作用。"所谓一方治木郁而诸郁皆解也，用药之妙，愈见精微"。此外，程国彭指出，在诊治杂证之时，还应当通过四诊，辨查疾病的寒热虚实、轻重缓急等证候。其曰："不察脉气，不识形情，浪施攻击，为害尤烈。务在平时，将此气、血、痰、郁四字反复讨论，曲尽其情，辨明虚实寒热，轻重缓急，一毫不爽则临证灼然，而于治疗杂证之法，思过半矣。"如程国彭论治喘证，认为其有外感、内伤与寒热虚实之别，在治疗上要区别对待。如《医学心悟·喘》指出："假如风寒外客而喘者，散之；直中于寒而喘者，温之；热邪传里，便闭而喘者，攻之；暑热伤气而喘者，清而补之；湿痰壅遏而喘者，消之；燥火入肺而喘者，润之。此外感之治法也……若夫七情气结，郁火上冲者，疏而达之……肾水虚而火上炎者，壮水制之……肾经真阳不足而火上泛者，引火归根……若因脾虚而不能生肺而喘者……补土生金。此内伤治之法也"。

至此，可以看出，程国彭治疗杂证，强调将病因辨证、气血痰郁辨证，以及寒热虚实等八纲辨证内容加以有机融合。其中，以气血痰郁的辨证体系为核心，糅合其他辨证方法，并在选方和用药等方面，进行了较为详尽的阐述；从理、法、方、药上，确立了对于杂证的辨证论治方法。

（五）治病重视脾肾根本

《医学心悟·医门八法》曰："脾肾两脏，皆为根本，不可偏废。"提出治疗疾病之时，要注重脾、肾二脏，强调二者皆为人身之根本。

在《内经》中，已提出"治病必求于本"，出自《素问·阴阳应象大论》，其"本"的含义是阴阳。而将"本"解释为脾、肾二脏，也源自《内经》。如《灵枢·本神》论及五脏虚实产生的病变时，就有五脏病变以脾、肾为本的论述。该篇列出了由于五脏虚实而导致的病证。其中，只有脾与肾的病变可以导致"五脏不安"，说明脾与肾为五脏不安的病变根源。正因为如此，明代李中梓在《医宗必读》中，强调"治病必求于本"的重要性，并明确地提出了"本"有先后天之分。其曰："故善为医者，必责根本，而本有先天、后天之辨。先天之本为何？足少阴是也。肾应北方之水，水为天一之源。后天之本为何？足阳明胃是也。胃应中宫之土，土为万物之母。"自此，先后天之本与治病之本结合，突出脾、肾两脏的重要性，并强调治病时必须注重脾与肾。程国彭继承了前人的先后天之说，在《医学心悟·医门八法》中亦强调脾肾为本的思想。如其所云："予更有根本之说焉，胚胎始兆，形骸未成，先生两肾。肾者，先天之根本也。团地一声，一事未知，先求乳食，是脾者，后天之根本也。"因此，程国彭在治疗疾病时，非常注重对脾肾的补益和调养。

1. 先天之本在肾

早在《内经》之中，就已经彰显出五脏之中的肾对于人体的重要性。《素问·六节藏象论》："肾者主蛰，封藏之本，精之处也。"说明了肾是人体之"精"的贮藏之处。在《素问·上古天真论》中，亦论及"肾者主水，受五脏六腑之精而藏之"，说明五脏六腑的精气都贮藏于肾。在中医学中，"精"是构成人体以及维持人体生命活动的基本物质之一。如《素问·金匮真言论》："夫精者，身之本"。说明了"精"是人体生命的根本。因此，贮藏精气的肾对于人体而言就相当重要。此外，在《内经》中还详细地阐述了"精"在人生命起源过程中的作用。如《灵枢·经脉》："人始生，先成精。"说明了肾中所藏之精，为身之本，先身而生。《灵枢·决气》中则阐释得更为清楚。其云："两神相搏，合而成形，常先身生，是谓精。"也就是说，先天之精来自父母，是构成人体的最原始物质。由此可知，《内经》认为肾藏精，而精为身之本，强调肾的重要性。首次明确提出"肾为先天之本"这一观点的医家，当为明代李中梓。其所著《医宗必读》，在解释肾为先天之本时说："肾何以为先天之本？盖婴儿未成，先结胞胎，其象中空，一茎透起，形如莲蕊。一茎即脐带，莲蕊即两肾也，而命寓焉。水生木而后肝成，木生火而后心成，火生土而后脾成，土生金而后肺成，五脏既成，六腑随之，四肢乃具，百骸乃全。"这段文字，首先阐明肾在生命起源的过程中，先于其他四脏形成，并对其他脏腑产生决定性的影响；体现了肾脏在生命形成过程中，具有推动、激发、濡养的作用。由此，可以更好地理解"先天之本"的含义，作为时间概念，"先天"是与"后天"相对的，指"出生之前"。而需要指出的是，"先天"并不是自胎儿出生后就不复存在，先后天在出生之后依然相互影响，直至终老。自李中梓明确提出"肾为先天之本"，后世医家在临证之时广泛运用。

程国彭认同李中梓的"肾为先天之本"的论断，认为人之形骸尚未成型之前而肾精先生，故称"肾为先天之本"。同时，程国彭又进行深入剖析，认为先天之肾中又有真水、真火。其中之真，并非气与血，而是气血之母。程国彭指出，这里的真水与真火，是人体生命的本源。这种认识，当是来源于对儒家与道家文化的深刻认识，特别是其中对无极——太极的认识。程国彭在《医学心悟》中说："周子曰：无极之真，二五之精，妙合而凝，凝然不动，感而遂通。随吾神以为往来者此也。"这里所说的"周子"是指周敦颐，这段话出自周敦颐撰写的《太极图说》。说明先天之本——肾中所藏水火，为真水真火。程国彭认为，在补益肾脏之时所选用的六味地黄丸、金匮肾气丸、十全大补丸、斑龙丸等方剂，是由草药组成，相对于肾中的水、火为"假"。因此，临证之时须当认清何为"真""假"，以及用草药之"假"补益肾内之"真"的医理。程国彭云："以假补真，必其真者，未曾尽丧，庶几有效。若先天祖气荡然无存，虽有灵芝，亦难续命，而况庶草乎！"也就是说，若用"假"补益真水、真火，是需要自身本来就存在真水、真火为前提的。一旦肾中的真水、真火损耗殆尽，即便有仙丹妙药，也很难有疗效，此再次强调先天之本对于生命的重要性。

2. 后天之本在脾

在中医的各学术流派中，论及治疗疾病注重脾胃的，当属金元时期著名的医家李杲。《医学心悟》"饶序"中，所言"张""刘""李""朱"之"李"，就是指李杲。李杲在其《脾胃论》中，阐明"内伤脾胃，百病由生"的论断，论述了脾胃受损对人体的危害。需要指出的是，在中医理论中，脾与胃互为表里，二者在生理功能上相互协调，在病理变化上也是相互影响的。

从《医学心悟》中可以看出，程国彭充分吸收了李杲重视脾胃的思想，非常重视脾胃在人体生命活动中的重要地位。而"脾为后天之本"的提法，也见于明代医家李中梓的《医宗必读》。其云："脾何以为后天之本？盖婴儿既生，一日不再食则饥，七日不食则肠胃涸绝而死。"此说明"后天"在时间概念上，当是指出生之后。说明出生之后的人体，需要水谷精微之气的滋养。如若缺乏这种后天精微物质的滋养，人的生命就会受到威胁。在这一滋养过程中，脾主要承担人出生之后的两项生理功能：第一，是将水谷转化为精微物质；第二，是将精微物质进行输布。以上两项功能，可统称为"运化"。李中梓云："一有此身，必资谷气，谷入于胃，洒陈于六腑而气至，和调于五脏而血生，而入资之以为生者也，故曰后天之本在脾。"对李中梓的"脾胃后天之本"思想，程国彭亦有深刻的认识。在临证之时，提倡养护后天之本。脾脏运化水谷，产生和输布精微之气，是气血生化的源头，人体的生命活动都需要依靠脾胃运化出的水谷精微之气滋养。因此，在《医学心悟·保生四要》中，首先提到的就是饮食，认为"虚赢之体，全赖脾胃"，强调脾胃对于人体健康的重要性。基于这种思想，在《医学心悟·医门八法》中，程国彭提出："至于后天根本，尤当培养，不可忽视。"其认为饮食物的摄纳与人的性命密切相关。身体羸弱之人，只要能够饮食，其病情就有好转的可能。相反，若是不能摄纳饮食，则说明病情危重。其次，强调在临证诊脉之时，需要注意胃气之有无。《素问·平人气象论》明确指出："脉无胃气亦死。所谓无胃气者，但得真脏脉，不得胃气也。"此处所强调的胃气，即是《内经》中所描述的脉象上没有从容和缓的节律，而表现出的弦紧、绷急、坚硬、虚浮、杂乱等异常脉象，说明胃气将绝，致使五脏真气从脉象中反映出来，这是病情危重的证候。说明在诊脉之时，候脉气之有无，可以测知疾病的预后。第三，认为摄纳饮食不当，则会导致疾病的发生。程国彭将人摄纳饮食，比作给军队供应的粮饷，和给百姓提供米粮；一旦这些粮草不能接济，则会导致民散兵离。就饮食物与自身而言，一旦人体不能摄纳饮食，就会影响身体健康，导致疾病产生，甚至危及生命。饮食不当，又分为两种情况：一是由于饮食物摄纳匮乏，即摄纳不足而导致的疾病；另一种情况，是由于饮食过量而导致的疾病。程国彭认为，因饥饿导致的疾病在临床的确多见，但由于饮食过度而导致的疾病更多。例如，过食肥甘厚味之品，可使人体产生痰邪，临床表现出多种多样的痰证；过度饮酒、乳及瓜果等，可使湿邪内生，临床表现为水肿、胀满、泻利等；酸、苦、甘、辛、咸五味偏嗜，还会导致对相应脏腑的克伐，而产生疾病。由此，程国彭提出合理调控饮食的观点，不可匮乏亦不可太过偏嗜。程国彭的"脾为后天之本"思想，始终贯穿于《医学心悟》全书。

3. 先天与后天相互滋生

在充分认识"先天之本在肾"与"后天之本在脾"之后，程国彭又分析了二者之间的相互关系。认为脾与肾都是人生命的根本，而两者之间又能够相互滋生。因此，程国彭解释了临床中注重补肾与注重补脾两种不同观点的合理之处。程国彭认为，重视补肾者，是因为肾中之火，即命门之火，可以生脾土；重视补脾者，是因为由脾运化的水谷之精，可以下注于肾并滋养肾。而在临床上，程国彭更主张辨清脏腑虚实，当脾虚而肾没有表现出虚象之时，当用补脾之法最为契合；若是出现肾虚而脾未虚之时，应当以补肾为主；若是脾肾都呈现虚象，则应当注重同时调补脾肾。由此可以看出，程国彭主张在临床治疗虚损性疾病时，需要通过脏腑辨证来决定补益何脏腑。在《医学心悟》中，虽然提出了辨证八字纲领的方法，但在实际运用中，其往往采用多种辨证方法，如六经辨证、气血津液辨证、病因辨证等。其中，脏腑辨证是程国彭运用较多的一种辨证方法。脏腑辨证，是中医学中出现较早且比较明确的一种辨证方法，具有较强的系统性、逻辑性，在临床上被广泛使用。在《医学心悟》一书中，单独用脏腑辨证的疾病有二十余种，而与其他方法联合辨证的病证也不在少数。

（六）行医晓"医中百误"

所见医书，总结经验者甚多，介绍教训者甚少，而在错误的教训中，又以辨证用药不当者为多见，至于其他方面的失误则很少提及。这样，久而久之，无形中就在人们的头脑里形成了一种"疗效不好就是医术不高，用药不准"的偏见。于是无效则朝夕更医，改方换药。

1. 首揭"医中之误"

《医学心悟·人参果》："发明医中之误，细详调摄之方，盖弭患于未萌，治未病之意也。"这是《医学心悟》一书立言的要旨。程国彭出身于民间，深切体认到，由于社会环境的负面影响，或医生未能负起医疗责任，往往贻误病人的生命。程国彭认为，必须彻底纠正存在的上述问题。因而，在其所著书的开端，首先揭载"医中百误歌"。歌中如实地反映出病人生命没有安全保障的社会现实，同时指出医生自身要端正治病的态度，病人方面及卖药的店家等各方面，也都要相互协调，同样负起责任。程国彭就自身的经历，写成简单明了的歌词，阐明了对"医中之误"的看法。这是《医学心悟》这部书的特点之一，也是程国彭诚信为病人着想的具体体现。

2. 阐明"医中误"的多面性

所谓"医中误"，即指在整个医疗过程中所发生的错误，也就是影响医疗效果的因素。《医学心悟·医中百误歌》开篇便说："医中之误有百端，漫说肘后尽金丹。"明确指出"医中误"的因素是多方面的。这就从单纯考虑辨证用药不准的局限中解脱出来，清醒地认识到医疗效果不理想时，要从多方面寻找原因。进而，程国彭便叙述了"医中"之"百误"。据歌诀所载，归纳起来，实际只有"41 误"。即属于"医家误"者 21 条，属于"病家误"者 12 条，属于旁人误者 2 条，属于药中误者 6 条。此虽不足"百误"，但在临床分析病历时，如能将这些因素都考虑到，要比单纯从辨证用药方面寻找原因更为全面，是不无裨益的。

（1）医家误

《医中百误歌》中，在强调了医误的多面性之后，首先分析了"医家误"，而且内容为最多，占总条数的一半还多，说明"医中误"主要责任在于医生，这是毫无疑义的。作为医生，不但要有高超的医技，而且还必须有高尚的医德，二者缺一不可。高尚的医德，是提高医技的动力和保证；在一定条件下，医技又是医德水平的反映和检验。程国彭在《医中百误歌》中能揭示出这一点，是难能可贵的，而且是极其重要的。

首先，在医技方面，《医中百误歌》从脉、因、证、治四个方面进行了论述：

①脉，即指辨脉象。如《医中百误歌》中说："医家误，脉不真，浮沉迟数不分清，却到分清浑又变（如热极脉涩细、寒极反鼓指之类），胸中了了指难明（扁鹊云：持脉之道，如临深渊而望浮云，胸中了了，指下难

明）。就是指脉诊错误而言。还说："医家误，不明经，十二经中好问因，经中不辨循环理，管教阳症入三阴。"这是说的经络辨证，也可归入脉诊。

②因：即指病因辨证。如《医中百误歌》中的"医家误，辨证难，三因（指内因、外因、不内外因）分症似三山，三山别出千条脉，病有根源仔细看"，即指此而言。程国彭充分运用辨证求因的思路，厘清看似繁复的病因，如凡病之起可由外感，可由内伤，应均先以八纲辨证明其来路。外感者多以病因辨证究其邪气，六经辨证可以明其浅深；内伤者多由脏腑辨证求其根源、经络辨证定其分布。

③证：即指辨证。程国彭在《医中百误歌》中，主要论述了八纲辨证中的"医误"。如"医家误，失标本……昧阴阳……昧寒热……昧虚实"等，就是对阴阳、表里、寒热、虚实八纲中的"医误"而说的。这些辨证内容，从临床实践来看，在关键时刻分辨清楚，并非易事。如表里的传变、寒热的错杂、虚实的相兼、阴阳的转化等等，都是很难掌握的。至于其他辨证，如三焦辨证、六经辨证、卫气营血辨证等等，虽未提及，但是，我们是应该从中得到启示的。

④治：即指治疗。在这方面的"医家误"，主要提到用药不当的因素。如：药物四气的失宜，攻补用法的不当；药量轻重的差异，以及乱改处方和误守一方等。如文中言"医家误，药不中，攻补寒温不对证，实实虚虚误匪轻，举手须知严且慎""医家误，伐无过，药有专司切莫错，引经报使本殊途，投剂差讹事辄复""医家误，药不称，重病药轻轻反重，轻重不均皆误人，此道微乎危亦甚""医家误，药过剂，疗寒未已热又至，疗热未已寒更生，劝君举笔须留意""医家误，药姑息……痞满燥实病坚牢，茶果汤丸何所济""医家误，药轻试，攻病不知顾元气""医家误，鲜定见，见理真时莫改变"等。这些内容，临症时都是应当注意斟酌的。

其次，在医德方面，《医中百误歌》中，主要提出三个方面的错误。那就是："医家误，强识病，病不识时莫强认，谦躬退位让贤能，务俾他人全性命。""医家误，薄愚蒙，先王矜恤是孤穷，病笃必施真救济，好生之念合苍穹。""医家误，不克己，见人开口便不喜，岂知刍荛有一能，何况同人说道理。"这三条，既有告诫，又有方向，很是具体。提示作为医生，不要不懂装懂，要不耻下问；不要愚弄病人，要尽心力施良药以济之；不要骄傲自大，听不得别人意见，要互相学习，取长补短。否则，是要误人误己的。临床实践证明，医疗事故中多半是由于医德水平不高造成的。这充分说明了医德的重要性，是不可忽视的。

（2）病家误

在治疗疾病的过程中，病者的正确配合是非常重要的，否则就达不到预期的效果。那种只管开药，不问用药等情况的做法是欠妥的。程国彭在《医中百误歌》中述及了"病家误"的六个方面：①延误治疗。"初时抱恙不介意，人日虚兮病日增，纵有良工也费气。"其次，隐瞒病情。"病家误不直说，讳疾试医工与拙，所伤所作只君知，纵有名家猜不出。"②急于求成。"病家误，性躁急，病有回机药须吃……朝夕更医也不必。"③误守一方。"病家误，不相势，病势沉沉急变计，若再蹉跎时日深，恐怕回春无妙剂。"④摄生失宜。属于精神失养者有 2 条：其一，"病家误，最善怒，气逆冲胸仍不悟，岂知肝木克脾元，愿君养性须回护"。其二，"病家误，苦忧思，忧思抑郁欲何之？"⑤病中调理失宜。提到四条：其一，"病家误，好多言，多言伤气最难痊，劝君默口存神坐，好将真气养真元。"其二，"病家误，染风寒，风寒散去又复还，譬如城郭未完固，那堪盗贼更摧残。"其三，"病家误，不戒口，口腹伤人处处有，食饮相宜中气和，鼓腹舍哺天地久。"其四，"病家误，不戒慎，闺房衽席不知命，命有颠危可若何，愿将好色人为镜。"⑥药物服法不当："病家误，在服药，服药之中有窍妙，或冷或热要分明，食后食前皆有道。"以上内容，虽言属"病家误"，实际与医生在诊疗中解释不够有直接关系。每个医生在诊后都应把有关事宜向病人讲解清楚，使其正确配合治疗。

（3）药中误

纵然有患者的密切配合，医生对疾病也做出了正确的诊断，开出了合理的处方，但如药中发生了错误，也会影响到疗效。《医中百误歌》中说："更有大误药中寻，与君细说好留神。"可见，"药中误"有时是可能酿成"大祸"的，不能不引起警惕。首先，关于"药中误"，《医中百误歌》中，主要列举了药物质量和药物煎煮两个方面的问题。药品质量中的问题，主要是"药不真""失炮制""秤不均"。提示对药物的真伪"须加细辨"，对药物的炮制，"劝君审度才堪试"，"洗、炙、蒸、煮，去心、皮壳、油、尖，一一皆不可苟"。而且提醒对于药物的分量准确与否，更要细心查对；配药不用秤的做法，更是绝对不能允许的。

其次，在煎"药"误方面，《医中百误歌》中主要提出"水不洁"和"水频添"两条。其实，水的质量、数量、煎煮时间的长短、火力的强弱，以及先煎、后入、冲服等问题，都是要向煎药者讲清楚的。

（4）旁人误

《医中百误歌》中就"旁人误"，只提到"不知理路乱忙忙"和"妄把师巫当仙佛"两条，在发达的城市这种情况比较少见，在偏僻的乡间还是存在的。

随着社会的发展，致病因素和医误因素越来越加复杂。诸如"药源性疾病""医源性疾病""社会性疾病"等已引起了人们的关注。临床中，不问病情，只管开"好药"者有之；在病者中，开药不服，欺骗医生者有之；煎药时，加水过少使药干蒸者有之；配方中，药物不如法炮制者有之等。这些做法，既浪费了药品，又会耽误病人。《医中百误歌》告诫医生必须提高医德与医疗技术，以减少临床的误诊与误治，是有一定的现实指导意义的。

程国彭

临证经验

一、内科病证 🦤

（一）痛证

《医学心悟·卷三》中，根据病位列举出头痛、心痛、胸痛、胁痛、胃脘痛、小腹痛、身痛、肩背臂膊痛、腰痛等。并论述其各自病机，辨析证候特点，体现出其具有丰富的诊治经验。本文仅就其中有代表性的疼痛诊治方法简介如下。

1. 身痛当分风寒湿

《医学心悟·身痛》指出："身体痛，内伤、外感均有之。如：身痛而拘急者，外感风寒也。身痛如受杖者，中寒也。身痛而重坠者，湿也。若劳力辛苦之人，一身酸软无力而痛者，虚也。"程国彭从病因角度，将身体疼痛分为外感、内伤两类。其中，外感所致身体疼痛，多由感受风寒而引起，寒主收引，故身体拘急疼痛。有身体疼痛如被杖打者，这是寒邪入里而导致的疼痛。有身体疼痛而沉重者，多与感受湿邪有关。身体酸软无力者，多由气血不足所致。

程国彭在《医学心悟·身痛》中说："热主流通，寒主闭塞。"在治疗身体疼痛时，要首先考虑到身体疼痛多属于寒，宜用温药，治以理中汤。此外，风邪所致者，宜用发散，治以香苏散，药用紫苏叶、陈皮、香附、炙甘草、荆芥、秦艽、防风、蔓荆子、川芎。湿邪所致者，宜用燥湿法，治以苍白二陈汤，药用苍术、白术加二陈汤。若病属虚者，宜用补法，治以补中益气汤。

2. 肩背疼痛因风邪

医家在诊治肩背、臂膊部位疼痛时，往往认为是痰湿所致，因此多用茯苓丸治疗。方中茯苓、半夏化痰利湿，玄明粉泄热逐痰，枳壳破气行痰，生姜散寒化痰。而程国彭则在此基础上另辟新说，认为背部疼痛多属风邪为患。因背部分布着大量腧穴，风邪入侵人体，多从腧穴进入，进而影响经络之气的运行，导致疼痛的发生，因此认为肩背疼痛属于经络之病。治疗背部疼痛，则宜用祛风散邪之品。程国彭创立了秦艽天麻汤：秦艽一钱五分，天麻、羌活、陈皮、当归、川芎各一钱，炙甘草五分，生姜三片，桑枝（酒炒）三钱。诸药合用，可祛风止痛。若兼有寒邪，则加入桂枝、附子；若兼见体虚，则以补中益气汤加秦艽、天麻。

此外，尚有背痛连及胸部者，程国彭认为，多是因风邪鼓动致使气机郁滞引起的疼痛。气滞者易导致痰邪凝滞脏腑，因此属于脏腑之病，应当以疏理痰气为主，其选用木香调气散合茯苓丸。其中，木香调气散，有平肝气、和胃气之功。方用白蔻仁、檀香、檀香、木香、丁香各一两，香附五两，藿香四两，炙甘草、砂仁、陈皮各二两，研为细末。如若风邪鼓动痰气，使痰饮流注凝结于经络，可能导致肩臂肿痛，则应选用秦艽天麻汤合茯苓丸。

3. 腰痛治疗分标本

程国彭认为腰痛可因六淫之邪，如风、寒、湿、热，或者瘀血、气滞、痰饮等因素引起，而引发腰痛的根本原因则是肾虚。因此，在《医学心悟·腰痛》中指出："大抵腰痛，悉属肾虚；既夹邪气，必须祛邪。如无外邪，则惟补肾而已。"

对于兼夹邪气的腰痛，则按其病因进行治疗。若腰部拘挛疼痛，且连及腿部及足，脉象浮且弦，则因风邪侵袭所致；若腰部冷痛，喜温喜按，脉象沉迟或紧，则多由寒邪所致。风邪及寒邪导致的腰痛，都选用独活汤治疗，方用独活、桑寄生、防风、秦艽、威灵仙、牛膝、茯苓、桂心、细辛、炙甘草、当归、金毛狗脊、生姜。治疗肾虚兼受风寒湿气，腰痛日久则选用官桂，若寒邪较重则加附子。

若腰痛犹如坐入水中，身体沉重，腰部亦有沉重感，其脉象濡细，则是由于湿邪导致，治疗时选用苍白二陈汤加独活，取其燥湿健脾之功。方中苍术燥湿健脾；白术助脾燥湿；陈皮治生痰之由；茯苓渗湿邪之患，绝生痰之源；半夏燥湿化痰，兼醒脾胃；甘草调中缓逆，且和诸药；独活祛风胜湿，散寒止痛。以上诸药合用，使得脾健气调，痰湿自化，而腰痛自止。若腰重疼痛，且见腰间发热，脉象弦数，此湿热侵犯肾府，则宜选用苍白二陈汤加黄柏进行治疗。其中，黄柏为清热燥湿之要药。

若腰痛因闪挫跌仆之外伤引起，刺痛并痛处不移，大便色黑，其脉涩或芤，则因瘀血所致。治疗选用泽兰汤。方用泽兰、丹皮、牛膝、桃仁、红花、当归尾、广三七、赤芍药。水煎且用热酒冲服，起活血化瘀，通络止痛之用。若兼见二便不通，则加酒蒸大黄。若大便已通，则用广三七或青木香煎酒，或用山羊血冲酒随服，可立即止痛。

若腰间刺痛，痛无定处，时发时止，脉象弦急，此为气滞作痛。治疗当以橘核丸。其中，用橘核、川楝子、山楂子、香附、荔枝核、小茴香、神曲，共奏行气散结止痛之功。

此外，腰痛属虚证者，则须补益脾肾，且需再分寒热。若腰痛似脱，重按则得以减轻，脉象细弱无力，则为虚证，方用六君子汤加杜仲、续断。若腰部冷痛不适，小便清长，大便稀溏，脉虚软无力者，则为阳虚，方用八味丸补益命门之火。若腰痛酸软无力，大便秘结，小便短赤，脉象细数无力，则为肾阴不足，虚火上炎，导致骨髓消减，因此用六味丸合补阴丸补益先天之水。

4. 痹痛通用蠲痹汤

程国彭根据《素问·痹论》中"风寒湿三气杂至合而为痹"之论诊治痹痛，认为痹证的首要特点为疼痛。其中，疼痛游走不定者为风气盛，名为行痹，治疗以散风邪为主，佐以祛除寒湿，同时应给予适当补血之品，即"治风先治血，血行风自灭"。而疼痛时症见筋骨拘挛作痛者，为寒邪较盛，名为痛痹，治疗当以祛寒为主，佐以疏风燥湿，并给予适当的补火之药，即所谓"热则流通，寒则凝塞，通则不痛，痛则不通"。若疼痛兼见肢体浮肿、沉重者，则为湿邪较盛，治疗当以除湿为主，佐以祛风散寒，并应适当给予补脾之药，因"土旺则能胜湿，而气足自无顽麻"（《医学心悟·痹》）。

行痹、痛痹、着痹三者，在治疗中都应散风、祛寒、除湿。其中，仅是对其药用有所偏重。因此，程国彭创立了治疗痹痛的通治之方——蠲痹汤。其药用羌活、独活、防风、秦艽除湿疏风；用黄芪、甘草补气而实卫；用当归、赤芍理血和营；用乳香、木香理气止痛；用海风藤、桑枝通络止痛。若遇风气盛之行痹者，则加秦艽、防风之量；若寒气盛之痛痹者，则加附子；若湿气盛之着痹者，则加防己、萆薢、生苡仁。若疼痛部位在身体上部者，则去独活加荆芥；疼痛部位在身体下部者，则加牛膝。如症见肿处热辣疼痛、口干舌燥、喜冷、小便短赤者，为兼有湿热，则去肉桂加黄柏；痛甚者，佐以松枝酒。蠲痹汤一方，因灵活多变，且疗效显著。自程国彭创立以来，在临床上广泛应用。

此外，程国彭提及，若患痹日久，寒邪侵犯经络，导致关节变形，腿部枯细，形成鹤膝风，治疗当用虎骨胶丸，外贴普救万全膏。程国彭还在《医学心悟·痹》中强调："失此不治，则成痼疾，而为废人矣。"

（二）咳嗽

程国彭结合历代医家对咳嗽的认识，通过自己多年的临床实践，总结了一套较为完善的治疗咳嗽的经验。在其所著《医学心悟》中，论述咳嗽的篇幅并不算长，但内容翔实，语言精练，时至今日仍被临床医家所推崇。程国彭论治咳嗽，以外感、内伤分类，特别重视肺、脾、肾三脏，并创立了以止嗽散为代表的一类止咳方剂。临床实践证明，其治法和方药行之有效。

1. 辨证需分外感内伤

咳嗽是因肺失宣降，肺气上逆而产生的肺系证候，有声无痰谓之咳，有痰无声谓之嗽。而在临床上，往往痰、声并见，难以分开，因此以咳嗽并称。《内经》对咳嗽的机理，有较为详尽的论述。如《素问·宣明五气篇》论及"五气所病……肺为咳"，指出咳与肺密切相关。而在《素问·咳论》中则指出"五脏六腑皆令人咳"，揭示了其他脏腑的病变，亦可以影响肺的气机宣降，导致咳嗽的发生。在此之后，历代医家又提出"十咳"之说、三因致咳之说、"咳嗽之因共有十六"之说等。其辨证分型各有依据，但亦导致内容庞杂与繁复。至明代张景岳，首次提出将咳嗽分为外感与内伤。如《景岳全书》云："咳嗽之要，止惟二证。何为二证，一曰外感，一曰内伤，而尽之矣。夫外感之咳，必由皮毛而入，盖皮毛为肺之合，而凡外邪袭之，则必先入于肺，久而不愈，则必自肺而传于五脏也。内伤之嗽，必起于阴分。盖肺属燥金，为水之母，阴损于下，则阳孤于上，水涸金枯，肺苦于燥，肺燥则痒，痒则咳不能已也。总之，咳证虽多，无非肺病，而肺之为病，亦无非此二者而已。"张景岳强调咳嗽的病位主要在肺，提出"肺为主脏"。至此，咳嗽的辨证论治学说，对后世医家启发良多。

程国彭发扬了张景岳之说，将咳嗽的病因分为外感与内伤两类进行辨证论治。外感咳嗽，多为六淫之邪侵袭肺脏，而内伤咳嗽，属脏腑功能失调而导致肺脏受损。不论外感与内伤，咳嗽皆是因肺气宣降不畅，肺气上逆而导致的。因此，在《医学心悟·咳嗽》中，程国彭依据"肺气属金"，将其形象地比喻为钟，而外感六淫之邪的侵扰，程国彭犹如自外叩钟，因此产生咳嗽；而情志、饮食等内伤影响，则如同自钟内攻之，亦可导致咳嗽。如若不能及时地将外感、内伤等导致咳嗽的病因祛除，则会对肺脏产生巨大的损伤。这是因为肺主气，司呼吸，其上连接气道与喉咙，且开窍于鼻；在外合皮毛，又为"娇脏"，不耐寒热，且为五脏之华盖，最易受内外之邪侵袭而导致宣肃失司。而肺脏为了祛除病邪，致使肺气上逆，冲击声门而产生咳嗽。以上旨在阐明咳嗽主病在肺，外感与内伤皆可致咳。

2. 治疗当肺脾肾并重

程国彭在治疗咳嗽时，认为肺、脾、肾三脏应当并重。而在考量这三脏在治疗上孰先孰后、孰轻孰重，则需要进行临证权衡，并及时地给予用药。

所谓及时用药，就蕴含了治未病的思想，即"未病先防，既病防变"。如《医学心悟·咳嗽》云："患咳者，宜戒口慎风，毋令久嗽不除，变为肺痿、肺疽、虚损、痨瘵之候，慎之戒之。"提出对咳嗽当给予及时而有效的治疗，防止疾病的传变。其病情初期"若小寇然，启门逐之即去也"，其轻浅时即当除之。如若治疗不当，则可导致肺咳不已，移至五脏；而若五脏咳未给予及时的治疗，则会传于六腑。所谓临证权衡，则是需要明辨咳嗽的证候，选择恰当的治法与药物，不可太过与不及，而达到祛邪气而不伤正气的目的。

关于肺、脾、肾三脏的关系，则应根据五行的生克关系来进行考量。肺脏为金，其母脏为土脏脾，其子脏为水脏肾，因此脾、肺、肾三脏之间，存在生我、我生的母子关系。在生理上相互依存，在病理上相互影响。也正是因为三脏的病变都可以导致咳嗽的发生，因此在治疗时当注意咳嗽是因哪一脏病变而引发的，是并病，还是合病，哪个脏腑的病变轻，哪个病变重。程国彭分别用止嗽散、异功散、六味地黄丸作为治疗咳嗽的代表方，突出了这一治咳思想。

3. 方药创制止嗽散

程国彭认为，肺体属金，由于火克金，若体内过热则可导致咳嗽的发生；金亦恶燥恶冷，因此过于寒冷亦可致咳。而肺又为"娇脏"，故在治疗时应当注意祛邪不可不及，亦不可太过。若攻伐太过，则肺脏正气易损；若不散邪，则病邪流连而不易解除。因此，治疗咳嗽的用药当十分谨慎。程国彭通过长期的临床实践，创立了止嗽散方，由桔梗、荆芥、紫菀、百部、白前、陈皮、甘草七味药组成，具有止咳化痰、疏表宣肺之功，为后世治咳嗽常用之方。该方中诸药，皆归经于肺。其中，紫菀、百部温润止咳；桔梗辛苦，能升提肺气以利膈；白前辛甘平，善下气开壅止咳；佐以陈皮，宣肺利气祛痰；荆芥散风解表；甘草缓急止咳。全方温而不燥，润而不腻，正如程国彭所说："本方温润和平，不寒不热，既无攻击过当之虞，大有启门驱贼之势。"无论是外感六淫、内伤七情、饮食劳倦引发的咳嗽，还是五脏六腑哪一脏引发的咳嗽，都可以用止嗽散为主方，随症加减。

（1）外感诸证，灵活化裁

程国彭在《医学心悟·咳嗽》中，首次论述其创制的止嗽散方。其云："风寒初起，头痛鼻塞，发热恶寒而咳嗽者，用止嗽散加荆芥、防风、苏叶、生姜以散邪。"由此可见，止嗽散可用于风寒所致咳嗽初起兼有表证者，在治疗中应加入防风、紫苏叶等发散表邪之品。而"咳嗽之因，属风寒者十居其九"。因此，止嗽散在临床中较为常用。方中紫菀化痰止咳，性温润而不燥热，不论新久、寒热之咳皆可用之，而偏于风寒者更为适宜。此外，紫菀长于化痰，止咳力缓，无敛邪之弊。止嗽散一方，"温润平和，不寒不热"，因此，对于风热咳嗽而表证不重时亦可使用。若暑热伤肺而导致咳嗽，症见口渴、心烦、小便赤，则可用止嗽散加入黄连、黄芩、天花粉等寒凉之品进行治疗，使火热直折。若因湿邪生痰而导致咳嗽，临床症见咳嗽痰多色白，胸部满闷不适，舌苔白而偏腻，则可选用止嗽散加半夏、茯苓、桑白皮、生姜、大枣，健脾利湿。若因燥邪犯肺而导致干咳无痰者，则应用止嗽散，加瓜蒌、贝母、知母、柏子仁，增加其润肺之功。

　　若咳嗽在肺而未痊愈，则传入五脏；五脏之咳若不能得到控制，则会传入六腑。程国彭主张，在传变过程中也以止嗽散为底方进行治疗。如：咳嗽而兼喘息有声，甚至咳嗽见血者，则为病邪入里传至肺脏，为风寒咳血证，治疗当用止嗽散加入荆芥、紫苏、赤芍、丹参等发散风寒、活血化瘀之品。若咳嗽而兼有两胁疼痛，不能转侧，则属于肝受邪，治疗时需在止嗽散中加入柴胡、枳壳、赤芍等疏理肝气之品。若咳嗽而咽喉部有异物感，甚至咽喉肿痛，不能言语者，则为病邪传入心，治疗需将止嗽散中的桔梗用量加倍，并加入牛蒡子以利咽喉。若咳嗽而兼有右胁疼痛，甚至牵连肩背部，动则咳嗽剧烈者，则为病邪传入脾，治疗需在前方中加入葛根、郁金、秦艽。若咳嗽兼见腰背疼痛，甚至咯吐痰涎者，则为病邪传入肾，治疗当在止嗽散中加入附子。若咳嗽而兼见呕吐苦水者，为病邪传入胆，在止嗽散中当加入黄芩、半夏、生姜等疏肝利胆之品。若咳嗽而兼见矢气者，为病邪传入小肠，则应在止嗽散中加入芍药。若咳嗽而兼见呕吐，甚至可见呕吐虫体，为病邪传入胃，则在止嗽散中减甘草，加乌梅、川椒、干姜；若兼有热者佐以黄连。若咳嗽而兼见大便不禁者，则为病邪传入大肠，方中当加入白术、赤石脂。若咳嗽而小便自遗者，则为病邪传入膀胱，应在止嗽散中加入茯苓、半夏通利水气。若咳嗽日久不止，则为三焦受邪，症见脘腹胀满，饮食不入，且痰涎偏多，面目浮肿，气急上逆，则将止嗽散合五味异功散并用。

（2）宣润调气，调理内伤

　　程国彭所列内伤咳嗽中，主要涉及情志与饮食两种致病因素。若因七情郁结导致郁火上冲者，则用止嗽散加入香附、贝母、柴胡、黑山栀之品。

郁火主要是指肝郁化火，肝火犯肺，肺失宣降而导致咳嗽。止嗽散可宣降肺气，佐以柴胡、香附疏理肝气，贝母、山栀清泄郁火，可使肺气得以宣降，郁火可以得泄。若肾阴虚，症见五心烦热、咽干舌燥、舌红少苔、脉细数者，则早晨用地黄丸滋补肾水，中午用止嗽散去荆芥，加知母、贝母滋阴降火，并用葳蕤胡桃汤以滋阴润肺。程国彭在此运用分时服药的方法，选择最佳时间服药以提高疗效。若病邪深沉变为虚损，或尸虫入肺，喉痒而咳者，当用止嗽散加月华丸进行治疗。止嗽散中百部，不但可润肺止咳，还可治痨杀虫。而内伤饮食导致的咳嗽，临床症见口干痞闷，五更咳甚者，为食积之火流入肺经，因此当用止嗽散加入连翘、山楂、麦芽、莱菔子。若脾气虚弱，食纳不馨，则用五味异功散加桔梗，补益脾胃之气。

止嗽散之所以能够用于多种咳嗽的治疗，是因为该方"温润平和，不寒不热，既无攻击过当之虞，又有启门驱贼之势。是以客邪易散，肺气安宁"。本方用药充分考虑到肺为娇脏的生理特性，能够顺应病势恢复其生理功能。其中，开宣肺气用桔梗，降气化痰用白前，二者升降相伍，使肺气得以宣降；紫菀化痰止咳，温润不燥；百部润肺化痰，止咳杀虫；陈皮化痰之力较强；甘草亦止咳且可补中和药。以上诸药，共奏宣、降、润、化之功。再结合病证性质，根据具体的证候表现，给予相应的辅助药物，以适应临床治疗的需要。

（三）中风与类中风

在现代的《中医内科学》中，中风又名卒中，与《伤寒论》中论及的外感病中的太阳表虚的"中风"不同。本节所论中风，是指由于阴阳失调、气血逆乱而引发的病证，多见于中老年患者。其发病突然，起病急骤，常见猝然昏倒、不省人事、口眼歪斜、半身不遂、言语不利等症状。而程国彭在中风门中所论述的中风，是包括了卒中与伤寒外感之中风。并根据自己丰富的临床经验，提出关于中风的诊治思路及方法。程国彭指出，所谓中风者，为真中风，在临证之时又需辨别真中风与类中风。而真中风与类中风二者，又存在多种证候，临床亦相互夹杂，因此更需详细辨别，制定不同的治疗方法。

1. 辨别病位，三分中风

程国彭将真中风，分为中腑、中脏、中血脉三种证候。此三种证候，因邪气所伤位置的不同，其临床表现各异。如：中腑者表现轻浅，其病邪在表，临床表现与伤寒外感六经传变之证相同；中脏者表现较重，其病邪在里，可见突然昏仆，不省人事，或痰声如曳锯，其醒后又多有后遗症；中血脉者，则病邪在经络，多见口眼㖞斜、半身不遂之证。而此三种证候，又当据其具体表现随证施治。

（1）中腑

中腑者，其所中在表。若风中太阳经，临床可见头项强痛、发热、身体痛、鼻鸣干呕、自汗，脉象浮缓，治疗应以解肌之法，方用桂枝汤；若风中阳明经，临床可见目痛、鼻干、唇焦、漱水不欲咽，其脉象长，则选用葛根汤加桂枝；若风中少阳经，可见目眩、口苦、耳聋，并可见胸满胁痛、寒热往来、呕吐，其脉弦，则用小柴胡加桂枝汤进行和解。因其外有六经之形证，与伤寒六经传变之证无异，因此，治法相同。

（2）中脏

中脏者，风邪所中在里，其有寒热之分，临床表现为闭证与脱证。风本为阳邪，具有善行而数变的特点。因此，其伤及人体，最初不见其有偏性，而进入人体以后往往与寒、热相互结。正如程国彭在《医学心悟·中风寒热辨》中所云："其中人，或为寒中，或为热中，初无定体也"，而"因乎人之脏腑为转移耳"。

若风邪直中于脏，而不分寒热，则可见不语中心，唇缓中脾，鼻塞中肺，目瞀中肝，耳聋中肾。这是根据临床症状将其归属五脏。

若脏腑有热，可使风热互结，导致热风形成，而最终成为闭证。其人平时可见头痛眩晕，或情志郁结，心烦易怒，而突然发病，表现为半身不遂、口眼喎斜、言语不利、神识欠清，其牙关紧闭，两手握固。程国彭治疗中风闭证，"先用搐鼻散吹之，次用牛黄丸灌之"。其搐鼻散中，用细辛、半夏、皂角之品醒神通窍；牛黄丸方中，则用牛黄、麝香、龙脑、羚羊角、酒当归、防风、黄芩、柴胡、白术、麦冬、白芍、桔梗、白茯、杏仁、川芎、大豆黄卷、阿胶、蒲黄、人参、神曲、雄黄、甘草、白蔹、肉桂、干姜、犀角（水牛角代）、干山药、大枣、金箔二十九味中药，其治疗中风痰火闭结之证多有疗效。若大便秘结，脘腹胀闷，其风火相搏，火势极盛者，则以三化汤攻之，其方中用厚朴、大黄、枳实行气泻热。

若脏腑本属虚寒，或因突然感受寒邪，导致风水相搏，致使真阳衰败，而最终成为脱证。临床可见突然昏仆、不省人事、目合口张、鼻鼾息微、手撒肢冷、汗多、二便自遗；其肢体软瘫，颧红戴阳，汗出如珠；其脉细弱或脉微欲绝。程国彭选用附子理中汤，以温补元气，回阳固脱。如阴不敛阳，致使虚阳外越，津液外泄，汗出过多者，可加入龙骨、牡蛎敛汗回阳；若阴经耗伤，舌干脉微，则加入玉竹、黄精以生津护阴。若脱证兼见痰涎壅盛，则用三生饮加入大量人参。程国彭引用薛己之说，谓"三生饮乃行经络、治寒痰之良药，斩关夺旗之神剂。每服必用人参两许驾驭而行，庶可驱外邪而补真气。否则不惟无益，适以取败"（《医学心悟·中风门》）。说明治疗寒痰厥逆之证，当用攻补兼施之法。

此外，仍有寒痰壅塞之证，介于二者之间，亦可称为冷闭。程国彭选用半夏、橘红各一两，浓煎后以生姜汁兑冲，频灌；其人苏醒后，按虚而治。由此可见，仅中脏一条，其寒热之别，临床表现、治疗方法就相差甚远。也正因如此，程国彭指出："其中所以为热、为寒之故，举世皆不求解，则三化汤之寒，三生饮之热，何以同出于书而屹然并立？是以医道贵精思

审处而自得之，有非语言所能尽也。"(《医学心悟·中风寒热辨》)

（3）中血脉

中血脉者，是指风中经络，其邪在半表半里。临床可见肌肤不仁、手足麻木，突然发生口眼㖞斜、半身不遂、语言不利，甚则手足拘挛、关节酸痛。这是由于气血虚弱，不能濡养筋脉，治宜用和解之法，采用疏风养血之剂，以大秦艽汤主之。若其左侧出现偏枯，则加倍用四物汤，以补益肝血；若其右侧出现偏枯，则加以四君子汤，以补益肺气；若左右皆出现病证，则用八珍汤并虎骨胶丸。由于中血脉者，其根本为气血不足，因此初中血脉宜用大秦艽汤，如若久病不愈者应以补血之四物、补气之四君为主，而疏风之药为辅。

2. 着眼病性，审别类中

所谓类中风，程国彭谓其"似中风而非中风也"。类中风与真中风相似，而实际其病因病机却相差千里。真中风多连及经络，其多表现为口眼㖞斜、半身不遂之证。而类中风则是因气致病，其又根据因火邪、体虚、暑湿、饮食等不同病因，分为火中、虚中、湿中、寒中、暑中、气中、食中、恶中之证。

程国彭将火中之证，按虚、实分类。所谓实火，其火邪自外而来；所谓虚火，其火邪由体内而生。火中之证，如因起居不当，肾水虚衰，不能向上克制心火，导致的突然昏倒，不可认为是实火，应当辨别其所病之脏腑而进行治疗。若肝火旺盛，急躁易怒，症见胸胁胀痛，或作寒热，甚至肝木生风，可见眩晕振摇、目斜抽搐之症，是因肝气不和而导致的，治疗当用加味逍遥散，即"木郁达之"之意；若心火郁结，临床可见手脚痉挛、瘫痪、语言不利、精神恍惚、神志不清、眩晕昏愦，或见喘促痰壅、烦心等，治以牛黄清心丸；若肺火壅遏，当用贝母瓜蒌散；思虑伤脾，治以加味归脾汤；若肾水枯涸，虚火上炎者，治以六味地黄汤；若肾经阳虚，火不归原者，治以八味地黄汤或地黄饮子。

虚中之证，是指体质素来虚弱，因过于劳作，而耗伤元气，使痰涎壅盛，气机不畅，突然昏倒。治疗常用六君子汤理脾祛痰。若中气下陷者，则选用补中益气汤升阳举陷。

湿中之证，有时称为痰中。湿中分为内生与外受。若其人嗜食肥甘厚味、醇酒乳酪，饮食伤脾胃，使湿从内生。若置身于野外，感受山岚瘴气；或因阴雨连绵、远行涉水、坐卧湿地，则为湿从外受。因湿邪可生痰邪，而痰邪积聚日久，可生热邪；热极生风，则导致突然昏倒。治疗当以苍白二陈汤健脾化湿。

寒中之证，多是因突然感受寒邪，致使口鼻气冷，手足不温，或者腹部疼痛，下利清谷，甚至身体强硬，肢体寒战，牙关紧闭不语。这是由于寒邪直中于里所致，治疗当用姜附汤，或用附子理中汤加桂进行治疗。

暑中之证，多是因为于日下劳作、暴晒，导致暑气入侵，突然晕倒。其表现为身体自汗、面色垢晦、昏不知人。治疗当用千金消暑丸灌之。程国彭认为，此药具有"回生之功"，可以治疗中暑昏迷不醒、伤暑停食、呕吐泻利等证。待患者苏醒后，用益元散清散暑热、通利九窍，或用四味香薷饮去厚朴加丹参、茯苓、黄连治之；如兼见体虚者，加入人参适量。

气中之证，多是因七情郁结，或肝火妄动，导致气逆痰壅所致。其牙关紧闭，与中风极为相似。然而，中风者身热，中气者身凉；中风者脉浮，中气者脉沉，其病因、治法皆不相同，须当仔细辨别。治气中之证，宜用木香调气散平肝气、和胃气。

食中之证，多是因醉饱过度，或因恼怒，以致饮食填塞胸中，而胃气升降不利，导致猝然昏倒。程国彭治疗食中，选用橘红二两，生姜一两，炒盐一撮，煎汤催吐之，再用神术散和解胃气。神术散能治伤食停饮、胸满腹痛、呕吐泻利，并能解秽驱邪、除山岚瘴气等，可以用来治疗食中、恶中诸证。食中重证，则可出现胸脘憋闷，闭而不通，或牙关紧闭，晕厥不醒，其四肢僵硬，但胸口温热，则需用独行丸攻之，使其人或吐、或泻，自应渐醒。

恶中之证，是因"登冢入庙，冷屋栖迟，以致邪气相侵，卒然错语妄言，或头面青黯，昏不知人"（《医学心悟·类中风》）。程国彭治疗恶中，急用葱姜汤灌之，再以神术散或苏合丸治之。程国彭认为，苏合丸能治时气鬼魅、瘴疟疫疠、惊痫中风、中气痰厥、昏迷等证。

综上所述，程国彭论及的类中风之证，根据病因不同，将其分为不同证候，给予不同治法。与当今认识有一定差异，具有独到见解，可为临床提供参考。

（四）痰证

中医学中，关于"痰"的论述，可追溯至《内经》。虽然在《内经》中，并没有出现"痰"字，但《素问·评热病论》论曰："劳风法在肺下，其为病也，使人强上冥视，唾出若涕，恶风而振寒，此为劳风之病。"其中的"唾出若涕"，即属实质性的"痰"。在《伤寒杂病论》中，出现"痰"这一汉字，现存疑为后人辑复誊抄之时所改。然而，不管《伤寒杂病论》中的"痰"是否为后世所改，都可以得到这样的认识，即在隋代以前的中医学著作中，"痰"往往都是指某种物质。而自隋代的《诸病源候论》将"痰"与"饮"分论之后，痰证逐渐被认识和重视。认为"痰"是一种常见的致病因素。这种致病因素所致疾病是多种多样的，其临床表现十分复杂。因此，自朱震亨之后多认为"百病皆为痰作祟"。

"痰"字，在隋以前多用"涕""沫""汁"字等代指。汉、晋时代开始有"淡饮"之名，亦含痰义，代表积聚体内之涎液。隋代出现"痰"字，及至唐代以后"痰"字取代所有相同含义的字，而成为专有名词。痰之含义，在隋以前多指排出体外之黏液、积聚体内之涎液，亦指因痰饮所致之病证。至唐宋以后，痰的概念有所泛化，包含了对复杂证候的理论思维及临床思维方式，成为一种论治的理念，"怪病多属痰""肥人多痰"等论点，即含有这一角度上对"痰"的理解。

1. 治痰思路

程国彭在其著作中，对痰证治疗有比较详细的论述，而且制定出诸多用药精当、流传至今的治疗痰证的方剂。分析其治痰思路，主要有以下特点：

（1）运脾和胃理生痰之源

程国彭遵从朱震亨之说，认为痰的生成与脾胃关系密切。因痰由湿邪凝聚而生成，而脾胃是受纳和运化水谷精微的脏腑。李中梓认为，"治痰不理脾胃，非其治也"（《医宗必读·痰饮》）。程国彭也在其《医学心悟》中指出，治疗痰证需要注重脾胃。还指出病位在于脾胃的痰湿之证，其湿痰多滑而容易咯出。在治疗方面，程国彭运用二陈汤治疗痰湿初现之证，若属实热老痰则运用滚痰丸治疗。若属脾虚痰湿证，则需健脾益气化痰，方用六君子汤。出现寒热等兼证，则可以在上方的基础上进行随证加减。

程国彭所论治疗痰湿证的基本方为二陈汤。其对于该方的认识，是基于张仲景提出的"病痰饮者当以温药和之"。程国彭在此基础之上，又主张灵活化裁。如《医学心悟·类中风》云："湿中者，即痰中也。凡人嗜食肥甘，或醇酒乳酪，则湿从内受。或山岚瘴气久雨阴晦，或远行涉水，坐卧湿地，则湿从外受。湿生痰，痰生热，热生风，故猝然昏倒无知也。苍白二陈汤主之。"由此可见，程国彭认为，湿中从根本上看还是痰邪所致。患者或因嗜食肥甘厚味之品，导致湿邪内生；或因为居处不当，由外在的湿邪、山岚瘴气等入侵人体，导致湿邪从外而入。湿邪化痰生热动风，以至于突然昏仆倒地，此时应以二陈汤加苍术、白术健脾燥湿，以绝生痰之源，待脾胃的痰湿祛除后，则无痰湿之邪蒙蔽清窍，这也是治病求本之意。

（2）宣润肺燥清贮痰之器

《医学心悟·咳嗽》云："肺体属金譬若钟然，钟非叩不鸣。风寒暑湿燥火，六淫之邪，自外击之则鸣，劳欲情志饮食炙煿之火，自内攻之则亦鸣。医者不去其鸣钟之具，而日磨锉其钟，将钟损声嘶而鸣之者如故也。钟其能保乎？吾愿治咳者，作如是观。"指出咳嗽可由内邪、外邪侵袭肺脏而导致，故不能一味治肺，而应该去除影响肺脏的病因或病理产物。从程国彭所创止嗽散来看，止嗽散具有辛温解表，宣肺疏风，止咳化痰之功效，对外可散风寒，对内可化痰湿，其由紫菀、百部、白前、陈皮、桔梗、甘草、荆芥组成，重在止咳化痰，兼以疏表宣肺。此方性味平和，不寒不热，可疏散表邪而开启驱邪之门。此方在后世得到广泛运用。此外，程国彭还认为，燥痰涩而难出，也多生于肺，肺燥宜润，可用贝母瓜蒌散。肺受火刑，不能下降以致真水上泛，则滋其阴，可用六味丸金水相生。饮有在表者，干呕，发热而咳，面目、四肢浮肿，可用香苏五皮散宣肺，均反映出程国彭从肺治痰的思路。

（3）平和阴阳治主水之脏

程国彭认为，"痰之本，水也，源于肾"。肾脏的盛衰，与水液的代谢，痰的生成密切相关。如寒痰上泛者，其选用八味肾气丸，补益命门之火。对于瘰证引起的喑哑，选用六味地黄丸，滋补肾水；兼用胡桃、川贝、款冬润燥化痰。对于久咳恐成痨瘵者，常取知母、贝母、柴胡、前胡等合团鱼制成团鱼丸，用麦冬汤送服。此方不仅补益肺肾之阴，且能疏肝化痰。其丸药的制法和服用方法均具有巧思。对于阴虚咳嗽，服用一般药物而不能产生效果者，方用月华丸。此方取二冬、二地、山药等滋肾益阴，使金水相生，用沙参、川贝润肺化痰。

（4）疏经涤窍疗顽痰痼疾

程国彭针对痰的致病特点，拟出多首治疗痰证的方剂。除主治眩晕的半夏白术天麻汤外，最具代表性者，是治疗癫痫的定痫丸。癫痫为临床最为棘手的病证之一，前贤从痰论治者颇多。程国彭则指出，癫痫是由于痰涎聚于经络所致。关于定痫丸的主治证，如《医学心悟·癫狂痫》所述："痫者，忽然发作，眩仆倒地，不省高下，甚则瘛疭抽掣，目斜口㖞，痰涎直流，叫喊作畜声……虽有五脏之殊，而为痰涎则一，定痫丸主之。"方中十八味药，组方严谨，配伍精当，功在涤痰通络利窍，清热息风定痫。临证可用此方治疗脑内科相关疾病，临证之时，方证相合，常收意外之功，故借此探微其理。定痫丸为中医经典名方，特点有三：第一，痰瘀同治。津血同源，痰来自津，瘀生于血，痰阻则血瘀，瘀久必生痰，病理上两者互为因果，常见痰瘀交结，治疗必痰瘀同治。本方以半夏、陈皮、茯苓、贝母祛痰为先，复用虫类入络搜剔，化久瘀，祛顽痰，针对痰瘀交结之患而用。第二，风火共息。火热内生多因体内阳盛有余，或阴虚阳亢，或五志化火，而风气内动，势必风火相扇，风愈动火愈旺，故直须风火共息。方中天麻、全蝎、僵蚕平肝息风，胆南星、竹沥清热化痰利窍，复有麦冬、川贝母滋阴清热以取效。第三，攻补并取。顽痰痼疾，往往虚实夹杂。痰湿阻脾运，风火伤阴血，互为因果。因而本方祛痰选用有健脾之效的二陈汤，有养阴之功的川贝母、麦冬。活血选用兼有养血之功的丹参，旨在攻伐而不伤正。全方组方思路缜密，配伍用药周全，临床上只要把握"风、火、痰、瘀"四个要素便可使用。经查阅近年文献，发现定痫丸的临床研究、实验研究并不多，自揣是因方名而局限本方的应用。医家应深入研究其方证，当以法选方，以方测证，异病同治，不可拘泥于某方治某病。

2. 治痰方法

在《医学心悟》中可以看出，程国彭认识到痰的治病特点，对许多病证都从痰的角度加以辨证论治。其中，除了通常所见的咳嗽、眩晕以外，身痛、胃脘嘈杂、胸膈不利、癫痫，妇科的妊娠恶阻、产后不语，外科的瘰疬瘿瘤等，都涉及由痰致病。在治疗方面，程国彭提出了理脾化痰、宣肺治痰、补肾治痰、开窍通络等治痰之法。其中，较为突出的是其善用开窍通络法。如其以安神定志丸治疗癫证，用生铁落饮治疗狂证，用定痫丸治疗痫证，运用搐鼻散取嚏。其中，定痫丸、搐鼻散，皆为程国彭所创制。近人程运文将《医学心悟》从痰论治诸证归纳为十九法。本节对其简要介绍如下，以便临床诊治痰证时作为参考。

（1）化痰救脱法

中风脱证，同时伴有"六脉沉细，痰壅喉响"者，乃由寒痰阻塞，元气虚脱所致。程国彭对此证，治以化痰救脱法。如《医学心悟·论中风》云："脱者，口张心绝，眼合肝绝，手撒脾绝，声如鼾肺绝，遗尿肾绝……寒痰阻塞，或用三生饮加人参以灌之，庶救十中之二三。"三生饮由生南星、生乌头、生附子、生姜、生木香组成。薛己称其为"治寒痰之良药，斩关夺旗之神剂"。方中人参大补元气而固脱。合而用之，阻塞之寒痰得化，虚脱之元气得救，则中风脱证可望转机。

（2）豁痰开窍法

对于因痰浊内蕴，蒙遏神明之府，导致意识障碍，神识昏糊，甚至昏迷不醒者，治以豁痰开窍法。如《医学心悟·中风门》云："闭症，其证牙关紧闭，两手握固，法当疏风开窍，先用搐鼻散吹之，次用牛黄丸灌之。"牛黄丸具有清热平肝、豁痰开窍之功能，适用于痰火闭结之中风。若热痰壅肺，导致类中风而猝然昏倒者，程国彭则治以创制的贝母瓜蒌散，润燥化痰，清热开窍。

（3）涤痰醒脑法

对于因痰浊内盛，上蒙于脑，扰乱神明而致痫证或狂证者，程国彭则治以涤痰醒脑法，方用自创之定痫丸。如《医学心悟·癫狂痫》云："痫者，忽然发作，眩仆倒地，不省高下，甚则瘈疭抽掣，目斜口㖞，痰涎直流，

叫喊作畜声……虽有五脏之殊，而为痰涎则一，定痫丸主之。"定痫丸，可
涤痰醒脑，平肝息风。又如，"狂者，发作刚暴，骂詈不避亲疏，甚则登高
而歌，弃衣而走，逾垣上屋，此痰火结聚所致……生铁落饮、滚痰丸并治
之。"此证治以涤痰醒脑，清热泻火之法。此乃欲醒其脑，必涤其痰。

（4）祛痰安神法

对于痰浊内蕴，扰乱心神而致心神不宁，表现为失寐、怔忡者，程国
彭则治以祛痰安神法。如《医学心悟·不得卧》云："有湿痰壅遏，神不安
者，其证呕恶气闷，胸膈不利，用二陈汤导去其痰，其卧立至。"《医学心
悟·惊悸恐》云："悸为心动，谓之怔忡，心筑筑而跳，摇摇而动也。皆由
心虚夹痰所致，定志丸加半夏橘红主之。"临证时凡见失寐、怔忡之证，表
现为胸脘满闷，心悸短气，失寐多梦，痰多，苔腻或滑腻，脉弦滑者，用
祛痰安神法治之，效果比较满意。

（5）豁痰解语法

对于风痰阻滞舌本脉络，而致中风不语，舌形歪偏，舌苔腻者，或中
风后遗症失语者，程国彭则治以豁痰解语法。如《医学心悟·中风门》论
"不语"时说："不语有心、脾、肾三经之异……若因痰迷心窍，当清心火，
牛黄丸，神仙解语丹。若因风痰聚于脾经，当导痰涎，二陈汤加竹沥、姜
汁，并用解语丹。"神仙解语丹，载于《校注妇人良方》，具有祛风豁痰，
开窍解语之功，原用于妇人中风不语，程国彭拓宽了该方的应用范围。临
证时，用神仙解语丹加减，治疗中风后遗症之失语，确有满意疗效。

（6）化痰止嗽法

对于风寒之邪外袭肌表，肺气膹郁，宣降失常，津液失于敷布，郁而
成痰，痰阻气机，肺气上逆而致咳嗽者，程国彭则治以化痰止嗽法，并自
创止嗽散。方中紫菀、白前、百部、陈皮理气化痰止嗽，荆芥、桔梗疏风
宣肺，甘草调和诸药。《医学心悟·咳嗽》："本方温润和平，不寒不热，既

无攻击过当之虞，大有启门驱贼之势，是以客邪易散，肺气安宁。"可谓中肯之言，确是化痰止嗽之良方。

（7）化痰平喘法

喘息气短大都由肺肾两虚，肾不纳气，肺气不降所致。但实喘由痰涎壅盛，阻塞气道而致者并不少见。若湿痰上壅于肺，肺气不得宣降，而致气喘、咳嗽、胸闷诸证，程国彭则治以化痰平喘法。《医学心悟·喘》曰："湿痰壅遏而喘者，消之。"方用二陈合加味甘桔汤（甘草、桔梗、川贝母、百部、白前、橘红、茯苓、旋覆花）燥湿化痰，降气平喘。

（8）化痰止哮法

痰浊内伏，是哮病之宿根。哮病常因感受外邪，或饮食不当而诱发。其急性发作时，程国彭则治以化痰止哮法。如《医学心悟·喘》："更有哮症与喘相似，呀呷不已，喘息有音，此表寒束其内热，致成斯疾，加味甘桔汤主之，止嗽散亦佳。"

（9）化痰润肺法

对于肺阴亏损，痰热内扰而致虚劳者，程国彭则治以化痰润肺法。常选阿胶、五味子、天冬、麦冬、生地黄、熟地黄、沙参滋阴润肺；贝母、桔梗、紫菀、百部、知母清热化痰。《医学心悟·虚劳》："虚损渐成，咳嗽不止，乃用紫菀散、月华丸清而补之。"其中，紫菀散，化痰润肺，清热止嗽；月华丸，化痰润肺，滋阴降火，止咳祛痰。此方为治"阴虚发咳之圣药也"。

（10）化痰清音法

对于肺肾虚损，痰浊结聚，脉络阻滞，留于喉间，而致声音嘶哑，干咳，喉觉痰黏，咯吐不爽者，程国彭则治以补益肺肾，化痰清音法，方用自创之通音煎。方中白蜜润肺，胡桃肉补肾助肾，川贝母、款冬花化痰清音。

（11）化痰利咽法

对于痰浊内盛，痰气壅遏咽喉，而致梅核气等咽关不利之病证，表现为咽中如有炙脔，吞之不入，吐之不出者，程国彭则治以化痰利咽法。如《医学心悟·咽喉》："梅核气症，男妇皆同，喉中如有物，吞不入，吐不出，宜用甘桔汤加苏梗、橘红、香附、金沸草之类。"此方旨在理气化痰利咽。

（12）化痰止呕法

呕吐多因胃气上逆，由"邪客胃腑"所致。凡痰浊内阻而致胃气不降之呕吐，程国彭治以化痰止呕法，用二陈汤加减主之。如《医学心悟·呕吐哕》"二陈汤通治呕吐哕"，并可随证加减。若脾胃虚弱者，则加人参、白术；若夹有寒邪者，则加姜、桂，甚加附子；若饮食所伤者，则加山楂、麦芽、神曲、香附、砂仁、藿香；若见饮食冲口而出，不得入者，是夹有火热，则加黄连、山栀。以治痰为中心，多方兼顾，使该法的功效更加全面。

（13）化痰和胃法

对于饮食不节，浊痰内生，停聚胃中，而致胃脘嘈杂者，程国彭则治以化痰和胃法。若痰浊久留，化为热痰，则用化痰和胃，清热降火法。如《医学心悟·嘈杂》："嘈杂者，躁扰不宁之貌，得食暂止，少顷复嘈。其中，有夹痰与火者，则口燥、唇焦、脉滑数也，二陈汤加山栀、黄连之类。"若脾虚夹痰，伴有"气促食少，脉小弱"，则用五味异功散，健脾化痰和胃。

（14）化痰定眩法

对于痰湿蒙遏，而致清阳不升，浊阴不降，使眩晕发病或加重者，程国彭则治以化痰定眩法，并创制半夏白术天麻汤以治之。如《医学心悟·眩晕》："有湿痰壅遏者，书云：头旋眼花，非天麻、半夏不除，半夏白术天麻汤主之。"以化痰息风定眩。

（15）化痰通络法

痰为有形之阴邪，不仅阻滞气机，而且影响血行。若痰浊内蕴，阻滞气血，则可引起疼痛。凡痰浊流注经络，阻滞气血，而致头痛、身痛、肩背痛等，程国彭则治以化痰通络法。如《医学心悟·头痛》对痰火上扰而致之雷头风，用清震汤清痰火；对风痰上扰而致之痰厥头痛，用半夏白术天麻汤（比眩晕门多一味蔓荆子）息风化痰。《医学心悟·身痛》对湿痰阻滞之身痛，用苍白二陈汤燥湿化痰。《医学心悟·肩背臂膊痛》对肩背痛，用茯苓丸理气化痰。痰浊得化，气机通畅，而疼痛得止。

（16）化痰通痹法

对顽痰结于咽喉，咽喉闭塞不通，滴水难入者，程国彭则用化痰通痹法，使痰化喉开，以解生命之危，化险为夷。如《医学心悟·咽喉》："缠喉风，咽喉肿痛胀塞，红丝缠绕……或如顽痰胶固，吐仍不出，咽喉胀闭不通，滴水难入，则用解毒雄黄丸，极酸醋磨下七丸，自然得吐而通。既通，可用牛黄清心丸、加味甘桔汤。"《外科十法·外科症治方药》论喉痹时指出："实火者，醉酒膏粱，风火积热，火动生痰，肿痛暴发，甚则风痰壅塞，汤水不入，声音不出……宜用灯窝油，和浆水灌之，导去痰涎。"其化痰通痹以救危重症，非治痰高手莫为也。

（17）化痰消肿法

水肿多因气化不利，津液输布失常，导致水液潴留，泛滥于肌肤所致。殊不知，水液潴留，日久亦可凝聚为痰。凡痰浊内蕴阻滞水道，而致全身和局部肿胀者，程国彭则用化痰消肿法。如《医学心悟·水肿》："五皮饮，治胃经聚水，乃通用之剂……夹痰者，加半夏、生姜。"局部肿胀者，用二陈汤加味，燥湿化痰，通络消肿。如《医学心悟·腰痛》："腰间肿，按之濡软不痛，脉滑者，痰也，二陈汤加白术、萆薢、白芥子、竹沥、姜汁主之。"

（18）化痰排脓法

凡痰热化毒，阻于肺络，致肺痈者，程国彭则治以化痰排脓法。《医学心悟·虚劳》："咳嗽吐脓血，咳引胸中痛，此肺内生毒也，名曰肺痈，加味桔梗汤、白及、橘红、甜葶苈、甘草节、苡仁、金银花主之。"以清化热痰，解毒排脓。

（19）化痰软坚法

对于痰浊蕴结，流聚皮下而成核成积，其表现为大小不一，不红不热，推之可移，按之作酸无甚痛楚之积块者，程国彭则用化痰软坚法，并创制消瘰丸治之。如《医学心悟·瘰疬》："瘰多生于耳前后者也……宜用消瘰丸。"消瘰丸的作用特点是清热化痰，软坚散结。

二、妇科病证 🦢

程国彭认为，妇人所罹患的疾病，大都与男子所患疾病相同。但女子月经、妊娠及生产等方面的病变与男子不同，故单独加以论述。《医学心悟·卷五》名之为"妇人门"，该卷共47小节，对39种妇人病的诊治进行了精当的论述。在这一部分中，程国彭所用方剂共57首。其中，六君子汤之类的方剂，在治疗时被使用的频次较高，可见其非常重视健脾益气。程国彭论月经病治疗时说："须令脾胃健旺，后天根本坚固。"此亦强调对于后天之本的调护。因脾胃为气血生化之源，气血与女子经带胎产关系极为密切。因此，在治疗妇科疾病时当给予重视。程国彭在妇科临证方面，不囿前人之说，临床重视辨证。正如其所云："此道精微，思贵专一，不容浅学者问津；学贵沉潜，不容浮躁者涉猎。"如对月经不调的认识，言"方书以趱前为热，退后为寒，其理近似，然亦不可尽拘也"。又如，室女经闭，程国彭责之有二：一是血海干枯，气血两亏，无经可行，而用五味异功散，佐以八珍汤补气益血，资其化源；二是经脉逆转，乃血随气逆，失其顺行之常，而为吐为衄。再如，妊娠小便不通，程国彭认为，一系下焦虚寒，胎气阴冷，用桂附八味汤温阳散寒；一系阳亢阴消，孤阳无阴不能化气，用六味加车前、牛膝育阴利水。程国彭认为，"斯二者，一阴一阳，一水一火，如冰炭相反，最宜深究"。万不能一见尿闭，就用渗利之法。因此，临证必审症求因，主张"宜各推其因而治之"。另外，程国彭还在临证中，积累了某些独到的经验。如以脉测孕法：凡孕脉，弦紧滑利为顺，沉细微弱为逆。又，药物验胎法：停经三月后，用川芎为细末，煎艾汤空心调下二钱，腹内微动则有胎，不动者非胎也。再如，验产法：妊娠足月后，腰腹同时作痛难忍，一阵紧一阵，下体浆胞破，此刻才是真正欲产之兆。可见其非常重视胎产调护。

　　以下仅就程国彭对妇人生理特点的认识，及胎产的用药利害的阐明，重视妇人产期护理等，加以简要的介绍，以供读者作为参考。

（一）重视脾胃气血为本

　　妇人所罹患的经、带、胎、产、乳等各种疾病，都与气血密切相关，而气血生化之源为脾胃，同时脾胃也是后天之本，主管着水谷精微的运化和输布，且对血液有统摄作用。因此，程国彭非常注重脾胃状态对妇人的影响，在治疗妇人疾病之时，也往往由此入手。这一观点，在《医学心悟·妇人门》中多次可见。如在论及月经不调、经闭、崩漏等疾病时，指出气血不足是其病机，而归根结底，往往是由于脾气损伤，而导致气血生化不足。因此，在治疗上十分重视对其生化之源——脾胃的调补。如其所言，"须令脾胃健旺，后天根本坚固"，使气血生化有源。常用方剂为归脾汤、十全大补汤之类。

　　程国彭在月经病证的治疗中，就十分重视气血和脾的调养。在闭经的治疗方面，《医学心悟·室女经闭成损》指出："若其人脾气虚弱，不能消化饮食，血无从生，更佐以五味异功散。"此言脾气虚弱，则不能运化水谷精微，致使血液化生无源，最终导致月经当至不至。在遣方用药上，选用五味异功散，起到健脾、醒脾、补气的作用，这是仅由于脾气不足导致的经闭。此外，还有气血两亏导致的经闭，其症状为精神倦怠，日晡潮热，或产生内热，此为气血双亏，需要选择八珍汤，取其气血双补之效。除了闭经这一病证，妇人罹患的"崩漏"，也常常与脾的失调相关。如《医学心悟·暴崩下血》："若因脾气虚，不能统血者，四君子汤加归、芍主之。若因思虑伤脾，不能摄血归经者，归脾汤。若气血两亏，血崩不止，更用十全大补汤。"说明脾气虚，脾不统血，可发生崩漏；思虑伤脾，导致脾不能摄血归经，亦可发生崩漏；更严重者气血两亏，亦可导致血崩不止。这三种情况导致的崩漏，都需要考虑补益脾脏，使脾气能统摄血液。程国彭明确指出崩漏大都因脾气损伤所致，在脉象上表现为"脉息虚浮而大"；在治疗时需温补脾胃，使脾胃健旺，后天之本坚固。因此，切忌用寒凉之品伤及脾胃。

对于"带下"病，程国彭认为，其病因是由于脾气虚弱而导致湿邪致病。如《医学心悟·带下》云："带下之症……不外脾虚有湿。"其后阐明，若脾气健旺，则脾胃可将饮食转化为气血，而不会导致湿邪的产生，自然也就不会出现带下；而如果脾胃之气虚弱，则导致气血不足而带下增多。程国彭认为，脾胃运化水谷正常的情况下，则会化生气血；若脾胃运化功能失常，则会导致"浊带"的产生。如《医学心悟·带下》云："带下之症……不外脾虚有湿。脾气壮旺，则饮食之精华化生气血而不生带；脾气虚弱，则五味之实秀生带而不生气血。"治疗以"五味异功散加扁豆、薏苡仁、山药之类投之辄效"。程国彭对于带下病，以五味异功散为主方，发挥其健脾止带的作用。其对于带下病，注重辨别脏腑病机。书中就"青、赤、黄、白、黑"五种浊带，分述五脏病机及加减用药。

在胎产疾病方面，程国彭亦重视气血，从脾胃入手。如《医学心悟·恶阻》中，论及妊娠恶阻是由于"经脉不行，浊气上干清道"，导致痰浊阻于中脘，产生眩晕、呕吐，以及胸脘满闷等症状；治疗"当理脾化痰、升清降浊"，选用二陈汤加枳壳进行治疗。此外，程国彭在论及"胎漏""子不长""胎水肿满"等病证时，亦都提及脾胃在治疗方面的重要性，所用方剂往往用五味异功散、八珍汤等健脾补脾之剂。如《医学心悟·胎漏》："凡脾虚下陷，不能摄血归经者，皆宜补中益气。"《医学心悟·胎水肿满》："胞胎壅遏，水饮不得通流，或脾虚不能制水，以致停蓄。"其治法，如"胎水壅遏，用五皮饮加白术、茯苓主之；脾虚不能制水用六君子汤主之"。

程国彭在治疗妇人疾病时，注重对脾胃的调养，而其最根本的原因，是"妇人以血为本"的思想。妇人经、带、胎、产等，是与男子不同的生理特点。这些生理特点，是与气血紧密相关的。"妇人以血为本"这一观点，在《内经》中就有体现。如《灵枢·五音五味》："今妇人之生，有余于气，不足于血。"此说明女子生理上具有"气有余，血不足"的特点。首先明确提出"妇人以血为本"者，是宋代医家陈自明。如《妇人良方大全·调经门·产宝方序论》："男子调其气，女子调其血。气血，人之神也，不可不谨调护。然妇人以血为基本，气血宣行，其神自清。"陈自明正是抓住女子的这一生理特点，在治疗妇科疾病时，注重以血为本的原则。金元四大家中的朱震亨，继承和发扬了"女子以血为本"的思想。以妇人不孕不育为例，朱震亨认为妇人无子是由于血少而不能摄精的缘故，因此在治疗时注重调补阴血，只有血气充足才能够孕育胎儿。程国彭在治疗妇科疾病时，也多从血而论。其重视调补脾胃，就是通过调补脾胃的方法补益气血。在月经病的诊疗中，程国彭在前人以寒热辨证的基础上，又提出气血不足、气血失调，是诱发月经病的重要原因，详细补充了月经病辨证方面的内容。如经血淋沥不断，其成因除有热以外，还可能与气血不足而导致的脏腑空虚有关；经血迟滞不来，不仅可能因寒邪侵袭导致，还可能因热邪煎熬而致使血枯。由此可知，程国彭在诊疗疾病时，强调气血的盛衰。在辨证之时，程国彭明确指出，如有月经量少且经色较淡者为血虚；月经量少且腹痛拒按者，为气滞血凝；月经后期，少腹疼痛而喜按者，为气虚血少；月经迟迟不来，发生经闭，伴发吐衄、血崩及月经淋沥不尽等，伴有神疲乏力者，为气虚。由上可知，程国彭对于妇人之气血的重视，其多采用健脾之法补益气血，治疗上述病证。

综上所述，脾为后天之本，生化之源。气血生成源于后天脾胃；而妇人以血为主，经、带、胎、产、乳，无不与气血相关。因此，程国彭治疗妇科各种疾病时，其突出特色是重视治脾。

（二）细辨胎产用药利害

程国彭临证，必详审病因，慎思利害，对于《素问·六元正纪大论》提出的"有故无殒"理论有深刻的认识。关于妇科用药的禁忌，早在秦汉时期的《神农本草经》中，就记录了轻粉、牛膝、地胆、石蚕、鼺鼠、瞿麦6种药物具有损及胎儿堕胎的作用。梁代陶弘景所著《本经集注》专有堕胎药一门，共载录41味中药。隋代的《产经》中，集中列举了82种孕妇不可服用的中药。唐代孙思邈的《备急千金要方》及《千金翼方》中，记录了156种孕期应当禁忌的食物药物。明代李时珍撰写的《本草纲目》种，记录了6类395种妊娠禁忌药物。纵观古典医籍，有关妊娠禁忌药物的记载，被列入禁忌的中药种类和数量，都在不断上升，而且，不同著作之间，对于同一味药物的宜忌记载也存在一定的出入。属于孕期禁忌的中药品种，并没有完全固定下来。某些在古籍中列为妊娠禁忌的中草药，却时常出现在治疗妊娠疾病的病案中。高晓山曾对81部记载妊娠禁忌的古代中医药著作进行研究，在716种妊娠禁忌中草药中，仅有24种中药达到了半数以上的禁忌共识，仅占禁忌药物总数的 3.3%。而在《中华人民共和国药典》与新世纪全国高等中医院校规划教材《中药学》（第七版）的比对研究中，可以发现虽然在妊娠期中医药禁忌的范畴和分类上有一定的共识，但相同的药物在分类上仍有较大的出入。这种未能达成共识的妊娠禁忌药物，无疑给妊娠期临床医疗工作带来不便，在一定程度上阻碍了妊娠疾病的研究与发展。

在"有故无殒"理论的指导下，一些妊娠禁忌药物被用于治疗妇人胎产疾病。在《金匮要略》里，治疗妊娠呕吐的干姜人参半夏丸，选用了有"碍胎"记载的半夏；治疗妊娠癥瘕桂枝茯苓丸中，选用了破血活血桃仁及丹皮；治疗妊娠腹痛的附子汤中，运用了有堕胎之弊记载的附子等。故此，以"有故无殒"为法则的治疗就开始发展，在一定程度上，打破了妊娠禁忌用药的束缚。在妊娠病证及妊娠期合并病证的治疗用药方面，更为宽泛和灵活。

程国彭对"有故无殒"理论，有比较独到的认识。其认为每种药物皆有利害，临证必详审病因，慎思利害，用药才能丝丝入扣。《医学心悟·妇人门》中，有两节分别论述"食忌"和"药忌"，把忌药编成歌诀以便熟记。其曰："乌头附子与天雄，牛黄巴豆并桃仁，芒硝大黄牡丹桂，牛膝藜芦茅茜根，槐角红花与皂角，三棱莪术薏苡仁，干漆蘹茹瞿麦穗，半夏南星通草同，干姜大蒜马刀豆，延胡常山麝莫闻，此系妇人胎前忌，常须记念在心胸。"在"药忌"一节中还指出："然安胎止呕，有用半夏；娠孕热病，有用大黄；娠孕中寒，有用干姜、桂、附者……盖有病则病当之，故毒药无损乎胎气。然必大积大聚，病势坚强，乃可投之，又需得半而止，不宜过剂，则慎之又慎矣。"另如，关于运用妊娠禁药半夏治恶阻，其曰："半夏虽为妊中禁药，然痰气阻塞中脘，阴阳拂逆，非此不除。"并提出半夏入药前"以姜汤泡七次，炒透用之，即无碍也。若与参、术同行尤为稳当"。可见，程国彭对妊娠用药之利害的认识有独到之处。

另外，关于产后用药的总体原则，程国彭主张"不宜轻投凉剂，又不宜过于辛热。产后气血空虚，用凉剂恐生脏寒；然桂、附、干姜气味辛热，若脏腑无寒，何处消受；理应和平调治，方为合法"。因此，其在产后胞衣不下、产后血晕、产后不语、产后发热等十四种疾病的治疗中，用药和平，从不猛浪。如化瘀不用大黄、䗪虫；行气不用三棱、莪术；祛寒不用肉桂、附子；清热不用石膏、知母。是书足可为证。产后用药主张和平，这是程国彭用药的一大特色。

（三）强调妇人产期将护

程国彭非常重视妇人产期将护，在《医学心悟·妇人门》中，单独设两节，阐释临产与产后的调养方法。在"临产将护法"一节中，提出妇人临产之时需要注意的四个要点：其一，为"善养"。其中，在情志活动、饮食、寒温等方面，都做了较为详尽的要求。其中，最核心的就是对于"神"的调养。其二，为"择稳"。这里的"稳"，一是指稳婆，也就是操作娴熟的助产员；二是孕妇的思想安稳，消除紧张情绪；三是指产位需选择稳当，描述了正确的临产体位。其三，为"服药"。论述了首胎生产知识，由于女子脏气坚固，胞胎紧实，不便于生产。因此，在孕育八个月之时，当给予保产无忧汤。在临产之时，需要再服用二三剂，使胎儿顺利产出。除此之外，程国彭又根据不同的临产情况，提出给予适当的药物以利顺产。其四，为"吉方"。是指妇临产之时的居处方位，以及物品的摆放等，需要选择月空的方位，以求平安生产。四种临产调护方法，可以说是简明扼要，所录方剂也都给予适当解释，说明在妇人孕产之时，需要对众多方面加以注意并进行调护。

在"产后将护法"一节中，程国彭亦提出了妇人生产之后需要注意的四个要点：其一，为"倚坐"。是指生产结束后，让产妇采取坐姿，不可生产完毕立即平躺。其次，提出生产完毕后需要用手自心胸向小腹轻揉，促进其瘀血恶露下行；另一方法，是在房内燃烧漆器及醋炭，起到预防及治疗血晕的效果。其二，为"择食"。强调产后饮食的选择，需要经历以下几个阶段：生产完毕头几日，应选择专食白粥，以养护胃气；数日过后，待胃气健旺，再给予石首鱼（黄花鱼，也叫江鱼。此鱼出水能叫，夜间发光，头中有像棋子的石头，所以叫石首鱼。）的鱼肉以作辅食；生产半个月后，才可以吃鸡蛋，并强调鸡蛋宜打散烹饪；满月以后，才可食用羊肉、猪蹄之类的肉食，但切记量不可太多。在这一条里，食物的选择带着明显的江南特色，但其核心思想是在产后需要注重胃气的养护。妇人产后，气血虚弱，此时对后天脾胃之气的养护尤为重要。其三，为"避风、养神、慎言"。程国彭在本条文中，对产妇的起居活动等，有较为详尽的指导。程国彭指出，产后需要避忌风寒，不可梳头、洗脸、洗脚等，以免招受风寒湿邪，导致疾病的发生。此外，还要避免惊吓，安卧、少言以养精神。四为"服药"，指产后需适当服用药物，以助产妇恢复。还指出产后用药还需辨证施治，不宜"轻投凉剂"，亦不可"过于辛热"。若产妇偏寒偏热尚不明显，应以"和平"调治为主。

程国彭十分注重妊娠期禁忌，提出的禁忌内容，有药忌和食忌。食忌有鸡子、糯米、羊肝、鲤鱼、犬肉、兔肉、鳖肉、鸭肉、螃蟹、雀肉、豆酱、野兽肉、生姜、水鸡、鳝鱼、骡马肉等。因这些食物，大多性热，或燥或寒。药忌方面，认为斑蝥、水蛭、蛇蜕、蜈蚣、水银、信砒等药，非常用之品，当格外注意。最需要慎重的是，常用而易犯之品，须医家举笔存神。程国彭将忌药编成如下歌诀：

"乌头附子与天雄，牛黄巴豆并桃仁，芒硝大黄牡丹桂，牛膝藜芦茅茜根，槐角红花与皂角，三棱莪术薏苡仁，干漆蘹茹瞿麦穗，半夏南星通草同，干姜大蒜马刀豆，延胡常山麝莫闻，此系妇人胎前忌，常须记念在心胸。"

关于孕妇药忌，程国彭认为，在孕妇有病时，需用者仍当用之。如安胎止呕可用半夏，妊娠热病可用大黄，妊娠中寒可用干姜、桂、附等。认为"有病则病当之，故毒药无损乎胎气"。笔者就喜用半夏以治恶阻，其虽为妊娠忌药，但痰阻气逆之恶阻又非此不除。陈修园在门人问及"妊娠有食忌、药忌，当以谁氏为主"时，回答说：《达生篇》及《妇人良方》《女科大成》《济阴纲目》等书，皆互相沿习，今以普明子（程国彭之号）所定为主。"可见其对程国彭关于妊娠禁忌观点的认可。

《医学心悟》有关妇科的论述独具特色，丰富了中医妇科学的内容，其中，有很多内容对于妇科临床具有比较重要的参考价值和借鉴意义。

三、外科病证

程国彭在编撰《医学心悟》时详言内证，而对外科的论述则有所不及。后来因诊治背疽、广疮及疥癣患者不计其数，投以膏散，均"不半月而收功"，故聚精会神，参悟外科旨要，特著《外科十法》一卷，为辨治痈疽发背之大纲。其言简意赅，方约而效，堪补《医学心悟》之不足。在《外科十法》中，可看到程国彭很多卓有创见之处。其以内消法、艾灸法、神火照法、刀针砭石法、围药法、开口除脓法、收口法、总论服药法、复论五善七恶救援法、将息法之"外科十法"而并行于世，具有里程碑的标志性意义。兹简要介绍如下：

（一）病证结合，细致辨证

《外科十法》中，程国彭首先论述了痈疽病证的"阳毒""阴毒""半阴半阳"三种证候，并对其加以详细的阐释，体现了外科疾病的辨证思想。而在其后，程国彭又详细地按照疾病类别分别论述，首先阐述每一种病证的特点；而后又对每一种疾病进行更细致的辨证，体现了对于外科疾病辨病与辨证相结合的思想。在辨证过程中，还运用了多种辨证方法进行综合分析。

1. 阴阳为纲，细审证候

中医外科一直以阴阳为辨证总纲，一般认为其证候可分为阳证与阴证，而程国彭则将其分为"阳毒""阴毒""半阴半阳"三种证候，并以此统领外科痈疽疮毒的治疗思想及用药方法。其中"阳毒"的临床表现，为皮肤红肿明显，常伴有灼热；其顶部尖耸，根部紧束，疼痛较为剧烈且定于一处；患者食纳尚可，但有口渴、大便干结等症状，亦可见五心烦热，其脉象为洪数脉。此证多由郁热蕴结而成，治疗上多用清凉解毒之法。"阴毒"的临床表现，为皮肤灰白，肿形平坦下陷，肿胀范围不局限，根脚散漫，不痛或隐隐发痛；全身症状，可见食少、便溏，手足厥冷、口鼻气冷，脉沉迟。此证多由于气血虚寒而导致气血凝滞，治疗上多用温中回阳之法。在阐述了阳毒、阴毒之后，程国彭又详细阐述了"半阴半阳"的临床表现及诊治方法。"半阴半阳"的症状，为皮肤红肿，但其顶部并不尖耸，食纳减少，便不干结，且有寒热往来、口渴喜热等症状。此多因体虚夹热，而导致虚实寒热夹杂之证。因此，治疗上需要采用寒温并用之法，且程国彭在此强调"清不伤胃，温不助邪"的治疗原则。

程国彭认识到外科疾病的临床表现是复杂多变的，仅仅用阴与阳来阐明病证则存在一定的偏颇。在临床中，外科疾病也往往会存在阴中有阳、阳中有阴或者阴阳夹杂的情况。对这类症状，治疗时当仔细审辨，用药寒温得宜，方法得当。

当然，程国彭以上所论阳毒、阴毒、半阴半阳三证，是对痈疽的阴阳辨证，而在具体论述每种疾病之时，程国彭亦采取其他辨证方法诊疗外科疾病。

2. 结合脏腑，详查特征

对外科疾病，往往根据病变部位、穴位等进行命名，有一定的规律可循。如程国彭在《外科十法》中，所列举的"发背""脑疽""鬓疽""喉痹""缠喉风""缠舌喉风""舌䘌""腮痈""喉疮""喉瘤""茧唇""鼻痔""聤耳""眼丹""乳痈""肠痈"等名称，就是以这种方式进行命名的。在诊治这些外科疾病时，依据病位及特征，考察疾病与脏腑的关系，在此基础上进一步辨证论治。

程国彭对于外科之"发"，就运用上述方法进行辨证治疗。程国彭认为，"发"这种疾病，总的来说是由于饮食、六淫、七情等致病因素导致的郁结积聚，致使荣气不能正常运行，而留滞于肌肉中而产生的。当"发"生于背部时，则是由于肺经毒火积聚，在治疗时需当用清肺解毒之法；若生于背下，与心的位置相对应，则是心经火毒所致，在治疗时当选用清心火解毒之品；若生于腰部，腰为肾之府，认为是由于肾经相火之毒而导致的疾病；若生于肩部，则根据"左肝""右肺"的理论，辨别是何脏何腑的火毒所致；若生于四肢，则认为与脾经湿热相关，在治疗中当注重清脾胃湿热。由此可见，程国彭在论治外科疾病之时，将病证所发部位与脏腑相合，探寻疾病发生的病因病机并据此进行诊治。

除此之外，程国彭还依据痈疮的形态、色泽等症状特征进行脏腑辨证。如在论述"疔疮"的诊治时，根据疔疮的不同颜色，判断其病机系于何脏。具体而言，疔疮呈现红色，则认为与心相对；紫色则与肝相系，黄色与脾相系，白色与肺相系，黑色与肾相系，在治疗时亦据此来选药处方。

3. 寒热虚实，相参互考

程国彭对于外科疾病的辨证，除运用脏腑辨证之外，还从寒热、虚实进行辨证。如论述"喉痹"时，将其按虚实分为虚火证与实火证。其中，虚火证，咽喉微肿，颜色较淡，小便清长，饮食减少，其脉虚细。这是由于思虑过度而导致的脾气虚弱而不能顾护中焦，属虚火上炎而导致的内伤之火，总的来说属于虚证，又称为慢喉风。而实火导致咽喉肿痛，病起突然而疼痛剧烈，甚至出现咽喉壅塞，饮食难以下咽，而不能发声。这往往是由于饮食膏粱厚味，又感受外来火邪，导致风火积热，火动而生痰，致使风痰上涌，壅塞咽喉，因此名为紧喉风，总的说来属于实证。其在辨别虚实之后，又对虚证、实证进行具体辨证分型。如虚证分为阳虚、阴虚与中寒咽痛；实证又根据热毒的多寡，给予不同的疗法。

（二）治法多样，相机而用

程国彭根据痈疽疮毒的发病特点，运用内消法、艾灸法、神火照法、刀针砭石法、围药法、开口除脓法、收口法、五善七恶法等多种方法进行治疗。在选择这些方法时，程国彭亦强调辨别疾病的阴阳、虚实，选取多种方法相机而用。

1. 艾灸神火，疮疽宝筏

在诸多方法中，程国彭认为，艾灸与神火照法，可称为"疮疽门之宝筏"（《外科十法·神火照法》）。指出在使用此法之时，应当相互参考，相互为用。在言及艾灸法之时，其言"隔蒜灸法，胜用刀针"。所谓隔蒜灸，是将大蒜切片或捣成泥后敷在痈疽、疔肿等肿毒之上，以艾炷灸之。若患处有疼痛感，则灸至不痛时为止；若患处无痛感，则应灸至有痛感时为止。艾灸法旨在提脓拔毒，适用于疽、疔肿、流注及一切无名肿毒。至其中已有脓，则用乌金膏涂灸处，外用普救万全膏贴敷，烂开大口，除去瘀脓则易好转。若伤口不收或腐肉不脱，洗用防风汤，敷以海浮散，外贴万全膏，这可以使腐自去，新自生。

同时，程国彭也强调艾灸法具有一定的局限性。如：对于头面以上的痈肿疮毒疾患，艾灸容易引起毒火之气上攻，因此当选用神火照法。即用火照散卷入纸中，再由麻油浸泡点燃。此法可使毒气顿解，转阴为阳，不但适用于头面部，也同时适用于其他部位的痈疽疾病。若头面部的肿毒性属纯阴，临床表现为肿处平塌，感觉迟缓麻木，则必须选用艾灸之法进行提脓拔毒，需注意艾炷不宜过大。艾灸与神火照法二者的选用，应当根据病情的具体情况进行分析。除此之外，程国彭也强调应用外洗法、外敷法配合艾灸法与神火照法进行治疗。

2. 辨别脓肿，伺机刀针

当患处脓已成熟，则可见胀痛紧急，应选用针、刀等将其打开，促进脓血外排。使用此法时，当首先详细辨别脓肿是否已成，以及脓肿部位的深浅。若按压患处，质地偏软而不痛，肿随手起者，则说明其脓已成；若按下质地坚硬而有疼痛感，或凹陷不起者，则说明其脓未成。若按压脓肿部位，其软肉深者，则说明其脓肿部位较深；其软肉浅者，则说明脓肿部位较为表浅。若有病位更深的伏骨疽，其脓腐于肉，而从皮肤上看其色泽没有什么变化，这种情况当用刀深入剖开，或者用灸法使其溃破大口，将瘀脓排出。在判断了脓肿的情况之后，应选择适当的刺入方法或艾灸方法进行处置，对剖开的深浅、大小等方面都需要详细考量。

此外，程国彭对于头面部、耳朵周围的漫肿无头之肿毒则选用砭法，即用细小的磁锋浅刺肿处致其出血，刺毕可用鸡子清调乳香末外敷，使毒泻出。用此法治疗头面部及耳部前后的肿毒，一因其部位曲折而不平坦，二因其表露在外涉及美观。若用提脓拔毒之法，则有诸多不便。故用砭法治疗，旨在散毒而不使脓成。

（三）三层围药，消溃同收

程国彭进一步丰富发展了《外科正宗》中"用膏贴顶上，敷药四边围"的方法，对于疮毒等肿毒较为严重者，用三层围药法进行治疗。第一层，用乌金膏贴于肿毒之顶，起到提脓拔毒、促脓溃破的作用；第二层，用普救万全膏贴敷，使其脓毒尽出；第三层用芙蓉膏围药，箍住根脚，促进肿毒消散。此三层药物合用，可使其"消处自消，溃处自溃，竟收全功"。程国彭在此亦言及可用普救万全膏遍敷肿处，亦可达到此效果。

1. 祛瘀生新，促进愈合

痈疽之病，因其瘀脓与肌肉夹杂而排出不尽，故往往难以收口。若妄用补益收敛的药物使其收口，则会使毒邪留于体内而不能外出，而且还有复发的可能。因此，祛瘀生新是促进患处收口的最佳方式。程国彭首先选用防风汤清洗患处，而后再上海浮散，可使瘀脓排出，新肉自生，邪毒散尽。若由于身体虚弱而致使疮疡久不收口者，则需再服汤药进行补益，助其愈合。总的看来，程国彭的艾灸法、神火照法、刀针砭石法、围药法、开口除脓法等，都体现了排脓促溃、祛瘀生新的思想。

2. 内外兼顾，服药有法

程国彭治疗外科疾病，强调内外兼顾。除对患处局部进行如敷、洗、灸、剖开等处置外，亦常根据疾病的特点给予内服汤药进行治疗。如《外科十法·内消法》中指出，肿毒初起时，应选用远志膏或普救万全膏敷贴患处，同时服用银花甘草汤，促进消散。若疔疮初起，则先用刀针刺破或艾灸肿处，使其溃破，后涂蟾蜍饼，并贴普救万全膏；同时需内服菊花甘草汤，使其消散。这些都体现了外治与内服相配合的方法。

程国彭治疗外科疾病，强调顾护脾胃，慎用清凉。如《外科十法·总论服药法》："凡痈疽服药，宜照顾脾胃为主，不得已而用清凉，但期中病，切勿过剂。"这句话是治疗痈疽病证内服药物的重要原则，强调了顾护脾胃在外科治疗中的重要性。特别是痈疽兼见脾虚、胃经受寒等证之时，更应注重顾护脾胃与元气。程国彭引用朱震亨的论断："痈疽未溃，以疏托解毒为主；痈疽既溃，以托补元气为主。"因托毒、补益元气，都与脾胃密切相关，因此在具体用药中，其用参苓白术散、理中汤、补中益气汤、藿香正气散、香砂六君子汤、归脾汤等治疗痈疽疾患，体现了顾护脾胃的思想。

除此之外，还将痈疽分为阳毒、阴毒、半阴半阳三证。其中，阳毒需要清凉解毒，但在治疗时也应根据病证的具体情况以消散、和解、疏利为先，并不是一味地运用寒凉之品。阴毒则强调温中回阳，需要用到温补之品，顾护脾胃。而对于半阴半阳者，则强调"清不伤胃，温不助邪"的治疗原则。由此可见，痈肿疮毒无论归属哪种证候类型，都应注意脾胃的调护。

在判断痈疽预后之时，程国彭也极为注重脾胃。认为能够正常的饮食，是痈疽预后良好的首要表现。如若食纳减少，饮食不入，或不能运化者，则预后不良。此外，在《外科十法·将息法》中，强调在罹患痈疽等病证时，需要注重饮食调护。痈肿的养护，需要进食一定的滋味之品，认为"血肉能生血肉"。而若夹杂风寒者，则应该先禁忌荤腥油腻，待风寒散去，再用滋味之品进行调补。而在调补过程中，又强调滋补之品不宜过多，以防滋腻碍胃。对于生冷滞气之品更应禁忌，防止其损伤脾胃。由此可见，程国彭将顾护脾胃，慎用清凉的思想，一直贯穿于外科疾病的治疗之中。

3. 重视病程，判断预后

程国彭治疗痈疽、疮疡等外科疾患，十分重视病程。大致将其分为初起、成脓与溃后三个发展阶段，并据此采取不同的治疗原则。肿毒初起之时，以散法为主，旨在使初起的肿毒得到消散，防止邪毒积聚成脓，是治疗一切肿毒初起的治疗总则。适用于未成脓的初期肿疡、非化脓性肿块性疾病，以及各种皮肤疾病。若用散法而肿毒尚未消退，则进入成脓时期，此时需进行和解；若内热较盛者则用疏利之法；若元气虚衰则用托补之剂。和解、疏利与托补，都是辅助正气、促进肿毒排出，防止毒邪进一步内陷或扩散的方法。而溃破之后，则认为应以补益元气为主，使机体正气恢复，疮口早日愈合，适用于患处溃破后的生肌收口阶段。

程国彭在临证之时，除重视病程之外，还注重痈疽、疮疡疾患的预后判断，并提出了对于预后不良的救治方法。《外科十法·复论五善七恶救援法》中，就详细记录了痈疽预后善恶的不同表现。其中，预后良好的情况，程国彭称其为"五善"，分别是："饮食知味""便溺调匀""脓溃肿消，脓水不臭""神气清爽，动息自宁""脉息有神，不违时令"。若患者的体征满足三条以上，则可判断其预后良好，病情可以得到控制，有痊愈的可能。预后不良的情况，程国彭称其为"七恶"。如临床症见口大渴，且发热，大便泄泻，小便不通者，为一恶；患处溃破，但仍有肿胀，且脓液质地稀薄，气味臭秽者，为二恶；患者眼目无神，且语声低微者，为三恶；饮食减少，且不能克化，药物不能服下，服入呕恶者，为四恶；精神恍惚，神疲乏力，气短喜卧，腰背沉重者，为五恶；面色不匀，唇青鼻黑，且面部、眼部浮肿者，为六恶；脉搏躁动不和，为七恶。程国彭认为，如出现以上情况，则表示病情危重，预后不良。

对于预后不良的危重证候，程国彭用补阴生阳、温补回阳等法救助。其中，补阴生阳之法，适用于真阴受损而导致的病证，临床可见发热口渴、小便闭塞、喘闷气急等症状。治疗应用六味汤、八珍汤并加入麦冬、五味子等养阴之品。而温补回阳之法，则适用于阳虚之候，临床可见疲乏无力、气短声低、饮食不化、眠差不安、面目浮肿等症状。治疗选用补中益气汤、归脾汤、桂附八味丸等温补之剂。除此之外，有肿毒溃破之后，出现角弓反张、手足抽搐等痉证，此乃危急证候，更为凶险。程国彭用十全大补汤，或人参、黄芪、当归、白术、附子等温补之品进行救治，或可见效。

（四）外科诸证，将息宜慎

关于外科疾病的禁忌和预后，程国彭在多篇中有提及。如在《外科十法·将息法》之中，集中地讲述了痈疽的将息法，明确指出了痈疽病患的饮食、居处、情志等方面的禁忌及预后要求。

1. 善恶当辨

程国彭论五善七恶，与陈自明所论不尽相同。其所论五善：一为饮食知味；二为便溺调匀；三为脓溃肿消，脓水不臭；四为神气清爽，动息自宁；五为脉息有神，不违时令。七恶者：一为大渴发热，泄泻淋闭；二为脓溃尤肿，脓稀臭秽；三为目睛无神，语声不亮；四为食少不化，服药作呕；五为恍惚嗜卧，气短乏力，腰背沉重；六为唇青鼻黑，面目浮肿；七为脉息无神，或躁动不和。

《外科十法·复论五善七恶救援法》："古语云：五善得三则吉，七恶得四则凶。"而程国彭则认为，七恶之凶，不必得四。"当此时势，性命急如悬缕，司命者，宜叮咛反复，熟思而审处之"。其特拟急救之方如下：热渴、淋闭、喘急、内热，皆真阴受伤，宜六味汤、八珍汤或十全大补汤，酌情加减用之。此为补阴生阳之法。若气短、倦怠、昏愦、乏力、饮食不化，为阳虚之候，用补中益气汤；卧睡不宁，用归脾汤；饮食减少，面目浮肿，用香砂六君子汤；脾胃虚寒，用理中汤；肾气虚寒，用桂附八味丸，兼用十全大补汤加附子。此为温补回阳之法。若痈疽溃后，脓血很多，变为角弓反张，手足搐搦，肢体振摇，而发痉者，宜用参、芪、归、术并附子等药以救之，如不应则用十全大补汤。此时病势多险峻，治当慎之又慎。

2. 适当调补

程国彭在痈肿疮毒等外科疾病的治疗中，强调顾护脾胃。因此，在疾病的养护中，对饮食物有一定要求。首先，饮食物中应适当调补，可以进食适当的肉类，因"血肉能生血肉"。其次，补益之品不可过多，防止滋腻碍胃。再次，应当忌食生冷之品，防止寒凉伤及脾胃。在具体疾病的诊治中，有更为明确的饮食禁忌，如《外科症治方药·悬痈》："忌煎炒、烟、酒、炙爆、辛辣、发气等物。"

《素问·生气通天论》："高粱之变，足生大丁。"此言过食膏粱厚味，可能导致脾胃失调，湿热内聚；进而蕴结成毒，而生痈肿疔疮；亦可助长肿毒之势，促使其病情迁延而加重。

3. 须避风寒

程国彭强调，在治疗痈疽等病证时须避风寒。如在《外科十法·收口法》中，提出用防风汤清洗患处之时必须注意避风，并引用《外科正宗》中"频将汤洗，切忌风吹是已"一句，说明务要避免遭受风寒侵袭。在治疗痈疽初期夹风寒之时，强调先用发散之法，使风寒散出。在诸多疾患中，亦强调避免冒受风寒。如《外科十法·外科症治方药·杨梅结毒》指出：用"金蝉脱甲酒"后七日之内，不能见风。

推究程国彭强调避风的缘由，大抵是因风为阳邪，且具有善行而数变的特点；若罹患痈疽疮疡等证的病人感受风邪，则宜化热生火，使其容易扩散或走注，甚至引发全身症状。因此，在痈疽疮疡之证的养护中，应当避忌风寒。

4. 调畅情志

程国彭强调指出，在外科疾病中，要注意情志的调控。如其在《外科十法·将息法》中强调，在罹患痈肿疮毒之病后，不可发怒，要调控情志。在疾病得以控制之后，也需要戒怒慎风，亦须常作有病时想，以免疾病再次复发。

程国彭认为，情志在外科疾病的调治过程中，占有非常重要的地位。外科疾病，特别是痈肿疮毒之类的疾病，多是"气血乖违，逆于肉里"所致。在病变过程中，患者情志过极，影响脏腑气机，导致气血紊乱，可能导致病情加重，或愈后复发，乃至死亡。因此，程国彭强调在外科疾病中要注意调控情志。

《外科十法·将息法》中关于情志的调摄，指出病中要"戒嗔怒，寡思虑，少言语，兢兢保养为贵"。此处所说的嗔、怒、思、虑，都是指情志过极而言。总之，平和的心态有助于气血的条达，有助于疾病的治疗和康复。

情志因素不但影响疾病的恢复，还可能导致外科痈疽的发生。如郁怒伤肝而导致的肝气郁结，郁久可能化热，且伤及脾土；脾失健运，又会内生痰湿。此时气、火、痰湿郁结于经络，则会发生痰核、痈疽等病证。因此，在外科疾患中应当注重调畅情志，使气血通达。

5. 寡欲摄精

程国彭在外科疾病的调治过程中，还强调摄精。此处之"精"，是指狭义的肾精。程国彭不但强调外科疾病需要节制房事，还根据疾病的轻重程度指出需要禁止房事的时间。如病情较为严重者，在三年内禁止房事；病情较为轻浅者，一年之内需要禁欲，同时阐明了不懂得统摄肾精的危害。认为若在疾病的恢复期内耗伤肾精，可导致成为虚损之疾，甚至诱发半身不遂等偏枯之病证，更有甚者因此缩减寿命。因此，提醒在外科疾患调治过程中，需要注重肾精的保养。关于房事方面，提出"毒大者，三年内宜远帏；毒小者，期年内宜远帏"要求的，并指出"犯之则成虚损，或成偏枯，或阴减天年，不可不慎也"。

程国彭在《外科十法·外科症治方药·杨梅结毒》"金蝉脱甲酒"的方后，也特别提出："忌口及房事百日，绝根矣。"说明在某些外科疾患的治疗过程中，不但需要忌口，也就是杜绝食入通常所说的生冷、滞气、腥膻之品以及促发之物，还要在一定时间内杜绝房事，以免损耗肾精，导致正气虚损，邪毒留滞。

程国彭强调外科疾病在调治过程中摄精的重要性，体现了在外科疾病治疗上对肾气的重视。总之，清心寡欲，少动气，少伤精，对外科疾病调治至关重要。

（五）精选效方，简效便廉

《医学心悟》一书，篇幅不多，效方却不少。程国彭自称"苦心揣摩所得，效者极多"，确实并非空谈。

1. 精选效方，创制新方

程国彭继承前人的制方经验，师古不泥古，创制了不少新方，且具有方约而效、量少而专的特点，如止嗽散、消瘰丸、启膈散、半夏白术天麻汤、贝母瓜蒌散、治痢散等，其用药君臣佐使多寡得宜，看似平淡，实则有出其不意之效，具有重要的实用价值，至今仍为临床医家普遍使用。如晚清商人聂云台曾谓："在衡山遇一医家，言某岁疫痢，用《医学心悟》治痢散（见《痢疾门》）投之，竟无一不效。后又晤廖慕韩医士，述其治痢经验亦同"（见《温热标准捷效》）。又如止嗽散（见《伤寒门》），鲍相璈因其治咳嗽有捷效，采入所撰《验方新编》。唐容川亦谓："此方温润和平，不寒不热，有肺气安宁之功。"（《血证论·卷七》）加味香苏散，陈修园选入《时方歌括》，并评价说："此方乃治四时感冒发表之轻剂，为解肌活法，亦所当知。"以上各方，因有显著疗效，故在临床普遍应用。

《医学心悟》其他病证门中，所选验方也很多，尤其是每种病证之下，都简要地列举症状，而且都有一二首主治方剂。为使初学者对证下药，临床易于运用，各方之后又载有详细加减法。如水肿："先喘而后肿者，肾经聚水也。先肿而后喘，或但肿而不喘者，胃经蓄水也。治胃者，五皮饮加减主之。治肾者，肾气丸加减主之。"小便不通："渴而小便不利者，热在上焦气分也，宜四苓散加山栀、黄芩等药以分利之。若大便亦闭，加大黄、玄明粉之类。不渴而小便不利者，热在下焦血分也，宜用滋阴化气法，若滋肾丸之类而已。"脱肛："脱肛有二症，因气虚下陷而脱者，补中益气汤；因肠胃有火，肿胀下脱者，四物汤加升麻、黄芩、荷叶之属。"盗汗："盗汗，伤寒邪客少阳则有之，外此皆属阴虚，古方当归六黄汤。药味过凉，不宜于阴虚之人。阴已虚而更伤其阳，能无损乎？宜八珍汤加黄芪、麦冬、五味子主之。"痰饮："湿痰滑而易出，多生于脾，脾实则消之，宜二陈汤。燥痰涩而难出，多生于肺，肺燥则润之，宜贝母瓜蒌散。"痹证："游走不定，风气胜者为行痹。筋骨挛痛，寒气胜者为痛痹。浮肿重坠，湿气胜者为着痹。治行痹者，散风为主，佐以除寒祛湿。治痛痹者，除寒为主，佐以疏风燥湿。治着痹者，燥湿为主，佐以祛寒散风。通用蠲痹汤主之。"程国彭深得《内经》精华，而又验之于临床，在阐述中多有发挥。

此外，如治肠风脏毒，夹热而便血的清魂散，治胃脘作痛的手拈散、清中汤，治湿脚气的槟榔散，治嘈杂、口燥、唇焦的栀连二陈汤，治跌仆损伤，瘀血作痛的泽兰汤，妇科治痛经先后不调的益母胜金丹，治妊娠胎气上逼的紫苏饮，治胎动不安的安胎饮，治半产后腹痛拒按的当归泽兰汤；外科治乳痛初起的神效瓜蒌散，治瘰疬的消瘰丸，用于去腐生新外敷的海浮散，用于消肿排脓外敷的远志膏、芙蓉膏等，用之适当，均有奇验。

2. 用药得宜，不贵险峻

程国彭继承前人制方经验，师古不泥，自出机杼，创制了不少新方，且具有方约而效、量少而专的特点。他所创制的不少有效方剂，一直流传后世并应用于临床。其中，被选入全国中医院校教材——《中医方剂学讲义》（1964年版）的方剂有柴葛解肌汤、月华丸、启膈散、贝母瓜蒌散、止嗽散、半夏白术天麻汤、消瘰丸、透脓散等方，被临床各科所应用。

这些方剂的特点是，用药君臣佐使，多寡得宜，不贵险峻，惟求中病有效，所以能流传二百年而不衰。就以目前仍为临床广泛使用的止嗽散而言，方中仅有七味药，其总量不过七钱五分而已（拆合公制仅23克），而其疗效确实，可谓"轻可去实"。程国彭在书中还介绍了"用土牛膝，连根捣烂，和酸醋灌之"，治疗缠喉风（类似今之咽喉炎、咽喉脓肿），验之临床，确有疗效，药简价廉。

（六）痈疽细辨，灵活施治

程国彭认为，痈疽"大抵有阳毒，有阴毒，有半阴半阳……此三者，必须细辨，俾用药寒温得宜，方为合法"（《外科十法·总论服药法》）。阳毒证，临床可见疮势红肿，疮顶尖耸，根脚不散，饮食如常，口渴便结，五心烦热，脉洪数等。当初起时夹有风寒，症见憎寒壮热，有似伤寒，痛偏一处，饮食如常，其脓尚未形成。此因气血乖违，逆于肉里所致。及至内热极盛，蓄积有脓，则见肿势焮痛，大便闭结等症。阴毒证，疮势灰白，平塌顽麻，少痛，根脚走散，食少便溏，手足厥冷，口鼻气冷，脉沉迟。此证或因元气虚寒，或因气虚下陷，或因气血两虚。半阴半阳证，为虚而夹热，临床可见疮肿虽红，不甚尖耸，饮食差减，大便不结，寒热往来，微渴喜热，脉虚软。其病势虽盛，但元气渐虚。程国彭论治外科疾病，根据痈疽发背的特点，以多种方法灵活施治，或服药，或用膏，或用艾火，或用刀针，莫不因证而参酌用之，多能取得神效。

1. 肿毒初起，内消为主

肿毒初起，随用药可消散。凡病痈疽、发背、对口、疔毒者，初起憎寒壮热，类似伤寒，而痛偏一处，饮食如常，为蓄积有脓。当初起时，脓尚未成，可外敷远志膏，或贴普救万全膏，内服银花甘草汤，即时消散。此时当及早治疗，不可迟滞。

2. 艾灸火照，相机为用

艾灸与神火照法，"乃疮疽门之宝筏，宜互用参考，以神其用"（《外科十法·神火照法》）。凡治痈疽、疔肿、流注及一切无名肿毒，均可用之。但凡肿在头面以上者，则不宜艾灸，宜用神火照法。以火照散，放于纸条中，用麻油浸点，每次用火三枝，离毒半寸许照之，自外而内，疮毒随药气解散，自不内侵脏腑。熏罢，随上乌金膏，贴以万全膏。若肿势蔓延，周围用芙蓉膏敷之。

3. 脓已成熟，刀针开之

凡毒有胀痛紧急，脓已成熟，即宜用刀法开之。已成脓者可刺，未成脓者不宜，若脾气虚弱者当托补之。用刀还须深浅合度，若脓浅刀深，恐伤好肉；脓深刀浅，恐脓不出而肉败。如伏骨疽，脓腐于肉，皮色不变，应以刀刺入深处，放出瘀脓，或灸开大口放脓。否则，姑息因循，使毒邪越烂越深。

若头面及耳前后漫肿无头，当用砭法以泻其毒。可取细瓷片浅刺肿处出血，使紫血多出为善。刺毕可用鸡子清调乳香末外敷。程国彭在《外科十法·刀针砭石法》中曰："此地不宜成脓，头肉中空，耳前后更多曲折，提脓拔毒，恒多未便，故砭法断宜早施。"若口小脓多，则脓不出，或出而不尽，或薄脓可出，硬脓难出，以致瘀不去而新不生，缠绵难愈。法当烂开大口，使瘀脓尽出为善。可用乌金散烂之，其祛瘀肉而不伤新肉，且不甚焮痛。若有脓管，可用棉纸拈裹药纳入，频换数条，亦可除脓。

4. 肿毒大者，围药收功

凡肿毒之大者，将已成脓，用乌金膏贴疮头上，然后用万全膏贴之，四旁用芙蓉膏敷之。贴膏处取其出脓，敷药处取其消散而不令扩散。还可用万全膏遍敷肿处，其中消处自消，溃处自溃，亦能收功。

5. 难收口者，祛瘀生新

凡痈疽难收口者，乃瘀肉夹杂，瘀脓不尽所致，可用防风汤洗之，再敷以海浮散，瘀肉自脱，不必用刀，新肉自生，又不藏毒。若体虚不能收口者，须内服补药以助之。

6. 痈疽服药，随证而异

凡痈疽用药，以照顾脾胃为主。如用清凉，当中病即止。若病初起夹风寒者，当先用芎芷香苏散一剂以散之。散后肿未消者，随用银花、甘草以和解之。若肿势焮痛，大便闭结，内热极盛者，用卫生汤加大黄以疏利之。若病势虽盛，而元气渐虚者，于清药中加托补之剂，透脓散主之。若脓水已溃，当以托补元气为主，参芪内托散主之。若元气虚寒，于补托药中，佐以辛热之品。脾虚者用理中汤、参苓白术散。气虚下陷者，用补中益气汤。胃经受寒，饮食停滞者，用藿香正气散。气血两虚者，用十全大补汤加附子、鹿茸辈。若虚而夹热者，于前方中去附子、姜、桂，加麦冬、银花、丹皮等药以收功。

程国彭还特别提出治痈疽大法：阳毒者，宜清凉解毒。阴毒者，应温中回阳。半阴半阳之治，则当清而不伤胃，温而不助邪。

7. 痈疽病中，将息宜慎

凡病中夹风寒者，忌荤腥油腻，微服散药，待外邪祛尽，再用滋味调补。将息痈疽，虽不可缺少滋味，但又不宜过多，使肉气胜谷气，更忌生冷滞气之品，以免伤脾胃；还应避风邪，戒嗔怒，寡思虑，少言语，不可不慎。

四、创制新方举隅

程国彭治学严谨，不仅融会贯通各家学说，而且根据自身经验加以分析总结，在多方面有自己的创见，其阐明医理，创立新方，在后世产生了深远影响。在《医学心悟》中，记载了很多前人创制的方剂，经过实际运用，证明切实有效。此外，程国彭还创立了一些新方，这些方剂直至当今仍被广泛地应用于临床。兹就《医学心悟》所载几张著名方剂，予以概要的介绍以资参考。

（一）止嗽散

程国彭《医学心悟·伤寒兼症·咳嗽》："咳嗽者，肺寒也。经云：形寒饮冷则伤肺是也。肺主皮毛，寒邪侵于皮毛，连及于肺，故令人咳。宜用止嗽散，加荆芥、防风、紫苏子主之。"程国彭所创止嗽散实为治咳通用方，无论新咳、久咳，抑或是内伤、外感，皆可化裁使用。此外，亦用其治疗虚劳等兼有咳嗽者。

止嗽散，为程国彭基于临床实践并潜心揣摩而成。该方中充分考虑到咳嗽的病因病机，注重肺为娇脏的生理特点，运用看似平淡轻微的药物，治疗咳嗽并有良好的效果。此方具备温而不燥、润而不腻、散而不助热、解表不伤正的特点。药物组成：桔梗（炒）、荆芥、紫菀（蒸）、百部（蒸）、白前（蒸）各二斤，甘草（炒）十二两，陈皮（水洗去白）一斤，共为末。每服三钱，开水调下，食后临卧服，初感风寒，生姜汤调下。

程国彭在《医学心悟·咳嗽》之中，创造性地运用和阐发了《内经》中"五脏六腑皆令人咳"的理论，不仅列出五脏六腑之咳的症状，而且分别提出了治法和方药。其中，以止嗽散一方为底方，进行灵活加减的方法，不仅巧妙出奇，而且临床切实有效。程国彭谓此方"投之对证，其效如神"。后世诸多医家采用此方，现代临床亦常用此方，而着实应手有效。后人认为，程国彭对咳嗽证治颇有见解，所创止嗽散倍受世人推崇，后世列为治嗽第一名方。

（二）消瘰丸

消瘰丸，是程国彭创立的著名方剂，如今仍被广泛用于临床。程国彭指出："瘰疬者，肝病也。肝主筋，肝经血燥有火，则筋急而生瘰；瘰多生于耳前后者，肝之部位也。其初起即宜消瘰丸消散之。"（《医学心悟·瘰疬》）此言瘰疬为肝之病患，是因为阴虚火旺，煎熬津液而成痰，痰液凝滞，痰火聚积而成。因此治疗当用清热化痰，软坚散结之法。药物组成：元参（蒸）、牡蛎（醋研）、贝母（去心蒸）各四两，共为末，炼蜜为丸。每服三钱，开水下，日二服。

此方之中，玄参味苦咸，性寒质润，有滋阴降火、润燥软坚之功，是"散颈下核、痈肿（《名医别录》）"之品；牡蛎味咸、性寒，亦能软坚散结，可用于治瘰疬、瘿瘤、痰核及癥瘕、积聚等；浙贝母具有清热化痰、消瘰散结之功效，为治瘰疬、痰核、痈肿疮毒常用之品。本方药精力专，标本兼顾，具有清热化痰、散结软坚之效。其特别适用于阴虚、火旺、痰结所致病证，其病位在耳后、胸胁、乳房、少腹等肝胆经循行部位的结块。后人亦根据其不同病情适当加味应用。

（三）半夏白术天麻汤

《医学心悟》中的半夏白术天麻汤，是在古方基础上创制的方剂。程国彭用其治疗眩晕及头痛证属于痰浊壅盛者。《医学心悟·头痛》："痰厥头痛者，胸膈多痰，动则眩晕，半夏白术天麻汤主之。"此外，《医学心悟·眩晕》记载："有湿痰壅遏者，书云：头旋眼花，非天麻、半夏不除是也，半夏白术天麻汤主之。"药物组成：半夏一钱五分，白术、天麻、陈皮、茯苓各一钱，甘草（炙）五分，生姜二片，大枣三个，蔓荆子一钱，虚者加人参。水煎服。

该方是由二陈汤加入白术、天麻、大枣而成，主治因痰阻风动而导致的眩晕及头痛。方中以天麻平肝息风；半夏降逆止呕，化痰燥湿；白术健脾燥湿，以治生痰之源；橘红理气化痰，茯苓健脾渗湿，甘草调和诸药；加入姜、枣以调和脾胃。上药合用，共奏燥湿化痰、平肝息风之效。在当代中医临床上，此方用于治疗多种疾病。除运用于眩晕、头痛外，还运用于脑动脉硬化、脑梗死，证属痰浊壅盛者。此外，该方也用于痰湿内阻导致的肥胖、呕吐等病证。

（四）月华丸

程国彭在治疗咳嗽不止而成虚损之证时，运用清补之法，创立了月华丸。《医学心悟·虚劳》："虚损渐成，咳嗽不止，乃用紫菀散、月华丸，清而补之。此治虚咳之要诀也。"此外，《医学心悟·咳嗽》亦曰："若病势深沉，变为虚损，或尸虫入肺，喉痒而咳者，更佐以月华丸。"程国彭称月华丸为治疗阴虚发咳之"圣药"。药物组成：天冬（去心蒸）、麦冬（去心蒸）、生地（酒洗）、熟地（九蒸晒）、山药（乳蒸）、百部（蒸）、沙参

（蒸）、川贝母（去心蒸）、真阿胶各一两，茯苓（乳蒸）、獭肝、广三七各五钱，用白菊花二两，去蒂，桑叶二两（经霜者）熬膏，将阿胶化入膏内，和药稍加炼蜜为丸，如弹子大。每服一丸，嚼化，日三服。此方用沙参、麦冬、天冬、生地等滋阴清热；熟地、阿胶养血止血、补益肺肾；川贝润肺化痰；百部、獭肝杀虫、润肺、止咳；三七止血和营；山药、茯苓益气健脾；桑叶、菊花疏风宣肺。全方标本同治。有滋阴润肺、化痰宁嗽、清热止血之功。现代中医临床，常用于肺结核证属阴虚火旺者。

（五）启膈散

程国彭不囿于古人之说，指出噎膈当为燥证，当用清润之法治之，因此创立启膈散。其在《医学心悟·噎膈》中云："古方治噎膈，多以止吐之剂通用。不思：吐，湿症也，宜燥；噎膈，燥症也，宜润。经云：三阳结谓之隔。结，结热也，热甚则物干。凡噎膈症，不出胃脘干槁四字。槁在上脘者，水饮可行，食物难入。槁在下脘者，食虽可入，久而复出。夫胃既槁矣，而复以燥药投之，不愈益其燥乎？是以大、小半夏汤在噎膈门为禁剂。予尝用启膈散开关，更佐以四君子汤调理脾胃。"药物组成：沙参三钱，丹参三钱，茯苓一钱，川贝母（去心）一钱五分，郁金五分，砂仁壳四分，荷叶蒂二个，杵头糠五分，水煎服。方中重用沙参，以清胃热而润燥；贝母解郁化痰；郁金行气开郁，祛瘀散结；砂仁行气宽中，和胃止呕；茯苓健脾化湿；丹参活血祛瘀；荷叶蒂健脾祛湿；杵头糠开胃下气。该方具有理气开郁、润燥化痰之功。后世用此治疗食道癌、梅核气等证属于气郁痰阻者。

（六）定痫丸

癫痫多因七情失调、先天因素、脑部外伤，或饮食失调、劳累过度，或六淫之邪所干，或患他病之后，造成脏腑失调，痰浊阻滞，气机逆乱，风阳内动所致。气机紊乱，必致血流不畅，且久病必瘀。故认为癫痫之病因，以风、火、痰、瘀作祟为要点。其主要病位责之于肝、脾、肾三脏损伤；风阳痰浊，蒙蔽心窍，络脉瘀滞，则是痫证发作的基本病机。若该病缠绵不愈，则必致脏腑愈虚，痰浊愈结愈深，而成顽痰；痰瘀不除，则痫证复作乃为痼疾。程国彭创制的定痫丸，正是针对"风火痰瘀"四大病机要素。

药物组成：明天麻一两，川贝母一两，胆南星（九制者）五钱，半夏（姜汁炒）一两，陈皮（洗，去白）七钱，茯苓（蒸）一两，茯神（去木，蒸）一两，丹参（酒蒸）二两，麦冬（去心）二两，石菖蒲（石杵碎，取粉）五钱，远志（去心，甘草水洗泡）七钱，全蝎（去尾，甘草水洗）五钱，僵蚕（甘草水洗，去嘴，炒）五钱，真琥珀（腐煮灯草，研）五钱，辰砂（细研，水飞）三钱，用竹沥一小碗，姜汁一杯，再用甘草四两熬膏，和药为丸，如弹子大，辰砂为衣。每服一丸。功用：涤痰通络利窍，清热息风定痫。主治：痰热痫证。症见忽然发作，眩仆倒地，不省高下，甚则抽搐，目斜口呙，痰涎直流，叫喊作畜声。亦可用于治疗癫狂。

方中以天麻、全蝎、僵蚕息风通络、平肝解痉。天麻，为标本兼治之妙品，其润而不燥，主入肝经，长于平肝息风，凡肝风内动所致头目眩晕，不论虚实，均为要药。《神农本草经》记载其"久服益气力，长阴，肥健"。《药性本草》称其"治语多恍惚，善惊失志"。《开宝本草》更直言其"久服益神"。全蝎、僵蚕，功善息风镇痉通络。《本草求真》："全蝎，专入肝祛风，凡小儿胎风发搐，大人半边不遂，口眼呙斜，语言謇涩，手足抽掣，疟疾寒热，耳聋，带下，皆因外风内客，无不用之。"《本草正》记载其"开风痰"。顽缠痼疾，常药难以取效，借助全蝎、僵蚕走窜之性，入络搜剔，化久瘀，祛顽痰，深入脏腑经络，以解痰瘀交结之患。胆南星、竹沥清热化痰，镇惊利窍；川贝化痰养阴，如《本草汇言》所言，"贝母，开郁，下气，化痰之药也"。《本草汇编》言其可解"诸郁之证"。半夏、陈皮、茯苓，健脾祛痰降逆而开痰气之结。麦冬养阴益胃，"治寒热体劳，下痰饮""去心热，止烦热"（《本草拾遗》）。丹参补血活血，宁心安神；且一味丹参，功同四物，对痫证久病频发，脏腑亏虚，正为适用。菖蒲、远志开心利窍。琥珀、辰砂、茯神，镇惊安神定痫。甘草调和诸药。姜汁少许，开痰而通神明。全方共奏涤痰通络利窍、清热息风定痫、健脾养阴安脏之功。

程国彭

后世影响

一、历代评价

程国彭毕生仅撰写《医学心悟》《外科十法》两部著作。其书本是程国彭为传授弟子而编纂，但也充分体现了程国彭的学术思想。其钻研《内经》《难经》，并将张仲景、刘完素、李杲、朱震亨等各家思想、学说融会贯通，结合自己的临证经验，进行系统的整理与总结，形成了较为完备的临床诊治体系。可以说，程国彭既博采众家之长，又不泥于古，且敢于创新，为中医学理论体系的丰富和发展做出了重要贡献。特别是程国彭提出的辨证"八字"纲领、"医门八法"，使中医学的八纲辨证与临床常用治疗大法，得以简明扼要地系统表述。其所创立的一些方剂，如止嗽散、月华丸、启膈散、半夏白术天麻汤等，至今仍广泛应用于临床。程国彭撰写的《医学心悟》，论述提纲挈领，内容全面翔实，切合临床实际。因此，该书被后世医家认为是医学入门的启蒙之书，并广为流传，对后世学者多有裨益，影响深远，至今仍是临证修习中医的必备之书。

《医学心悟》成书于雍正十年（1732），后于雍正十一年（1733）又撰写《外科十法》一卷，附于《医学心悟》书后一并刊行。然而，关于程国彭的生平记载较少，但其理论被当时的医学界所重视，方药也多被证明切实有效。

《续修四库全书总目提要》称赞其"贯串诸家治法，论简而明，所列诸方亦不芜繁"。认为《医学心悟》是当时诸家医书中，"尤为心得而切实用者"。

清代戴谷孙也在《松谷笔记》中，言及"清代名医程钟龄，著《医学心悟》，论虽不高，而切于用"。

清代陆以湉在《冷庐医话·今书》（1897 年）中记载："篇幅虽隘，其方颇有佳者。余戚李氏妇患噎症绝粒，诸药不效，医告技穷，奄奄待毙。余检此书启膈散，令煎汤服之，四剂而能纳食。去郁金，加蒌皮三钱，服四剂，复加味调理全愈。"

清代江涵暾著《笔花医镜·女科证治》："女科一卷，悉从诸大家论说中，斟酌尽善而出之，字字毫发无憾，并无近时《临证指南》等纤巧习气，故依治每收实功。"

清代道光八年《歙县志·方技》记载："程国彭，通儒精医，精取岐黄医理，得所折衷，后世医家奉为圭臬。"

《续修四库全书总目提要》："《医学心悟》六卷，清·程国彭撰。国彭，字钟龄，自号普明子，徽州人。是书，内科五卷，外科一卷……《医宗金鉴》及陈念祖《时方妙用》中皆曾采及其说。在近代时医诸书中，尤为有心得而切实用者。至于托佛家因缘以自神其了悟，则方技家常态，不必以虚诞苛责之也。"

《遂初轩医话·名医补传》："程国彭，原字山龄，后改钟龄，号普明子，又号恒阳子。歙县人。生于康熙十九年，卒年不详。资分既高，搜讨又富，攻举子业，有声庠序。乃以家贫善养为务，间取岐黄书，寻绎往复，又于张、刘、李、朱四大家贯穿融会，一编入手，必有所中，不从门面语掩饰时人之耳目。由是出而问世，著手成春，踵门者无虚日。一日所获之钱，多合膏散，任人取携，投之辄效。穷乡得此，有一服而两人分饮取验者。膏去风毒及百病，凡有患处，贴肤而消除者，有口皆碑。频年以来，钱到即散，总为此事著力，视昔之崔世明、李庆嗣不少让焉。诊视之际，不论贫富贵贱，咸细心处治，审证必详，用药必当，眼光所到，四面流通，无非实地济人之心。自憾无广长舌，化百千身以应人之求，乃著《医学心悟》一书，授之生徒。所言悉有根柢，而笔又足以达之，故四方从游者日益进。尝语门弟子曰：一壶冰，三斛火，只在用之适其宜耳。然而上工治未病，中工治已病。昔医缓兄弟三人，其二兄治病治于未形，虽名不闻于诸侯，而所学益大。书中《百误歌》以及《人参果》等篇，是又在医方之外，弭患于未萌，而兼为保生计，非迂谈也。平生心得，萃于一书。书成之后，自以为一担稍释，无复内顾矣。五十三岁时归宗普陀，修行以终。"

《安徽通志稿·艺文考》（民国二十三年）："《医学心悟》十卷，附《华佗外科证治药方》一卷。清·程国彭撰。国彭，字钟龄，号普明子。歙县，康、雍间人。是编举平日所心得，一一笔之于书。条分缕析，因证定方，大抵一衷诸古，而又能神而明之，以补昔人智力所未逮。书成于雍正壬子。后附一卷，以前书无外科诸方，故作此补之。曰华佗者，神其方也。"

《歙县志·人物志·方剂》（民国二十六年）："程国彭，字钟龄，号恒阳子。郡城人。附贡生。精医术，活人甚众，乐善好施。著《医学心悟》四卷、《外科十法》一卷，医家奉为圭臬。"

由上可见，程国彭所撰写的《医学心悟》，因切于临床实用而获得充分认可。此外，清代费伯雄曾批注程国彭的这部著作，形成《费批医学心悟》。

二、学派传承

程国彭注重理论联系实际，言传身教并重，培养了众多弟子。其在《医学心悟·自序》中说："四方从游者日益众。"其编撰《医学心悟》一书，亦是为教授弟子所作。然而在史料中，笔者并未能找到其授徒课业规模，或是其所授弟子名讳的确切记载。从现有资料中可以看到，其较为有名的弟子当属吴体仁与汪喆。

吴体仁，是程国彭的弟子之一，拜师于康熙四十四年（1705）。吴体仁跟随老师学习，"朝而诵读，昼而见证，夜而辩论"。如此多年，对老师思想之精髓颇有体会，协助抄编整理程国彭之《医学心悟》。

汪喆，字朴斋，安徽休宁人，是程国彭晚年的学生。汪喆师承程国彭之学术，结合其自身丰富的临床经验，著成《产科心法》一书。该书在内容上以《医学心悟·妇人门》为主线，在论病时继承了《医学心悟》的辨证详明、叙述简要、选方切用、用药平和等特点，对《医学心悟·妇人门》某些内容进行合理的整合、归纳、增补和删减，以求完善。在编写体例上，汪喆采用了程国彭一症一节的方式。在每种病证的论述上，采取了程国彭论病的方式，首先详述病因，其次描述症状，最后阐明用药及用药时临证加减的要点。在篇章布局上，对《医学心悟》的原文加以重新的次序编排与删并，将其病证按照总论、妊娠病、临产、临产病证、产后几个部分编排，使其更切合临床实际。在治疗上，汪喆亦重视补气血、健脾胃，并阐发程国彭之未发，补充了妊娠合并疟疾、痢疾、伤寒、泄泻、尿血、便血、大便燥结、产后咳嗽、恶露不下、产后呃逆等22个新病证。

虽然有明确记载的程国彭弟子人数不多，但对其学术思想私淑者尤众。如陆以湉、江涵暾、邵兰荪、费绳甫等诸多名家。曹炳章在其《中国医学大成》中提到："绍兴名医邵兰荪，治病颇有神效。询其所宗何书？则云：杂证时病，惟程氏《医学心悟》、叶氏《临证指南医案》二书而已。嗣查其处方，果无一不本于此二书。《医学心悟》之价值，可以概见。"

三、后世发挥

由于《医学心悟》内容系统，层次分明，言简意赅，自清雍正十年

（1732）成书以来，多次刊印，其流传甚广，影响极大。其中阐述的辨证"八字"纲领与"医门八法"，作为《医学心悟》的核心内容，更是受到后世医家的高度推崇。此外，程国彭所创立的一些方剂，也被后世广泛地应用于临床。

程国彭在《医学心悟》中，提出辨证"八字"纲领之后，清乾隆七年（1742），由太医吴谦负责编纂的"皇家医学教科书"——《医宗金鉴》中，提到"证候转变，难以尽言，而其要不外阴、阳、表、里、寒、热、虚、实八者而已"。至此，"八纲辨证"得到了官修医书认可，使其更广泛地被医家接受，并应用于临床。乾隆时期的徐灵胎、江涵暾，均对此有专门论述，以阐述"八纲辨证"的价值。如江涵暾所著《笔花医镜》指出："凡人之病，不外乎阴阳；而阴阳之分，总不离乎表、里、虚、实、寒、热六字尽之。夫里为阴，表为阳，虚为阴，实为阳；寒为阴，热为阳。良医之救人，不过能辨此阴阳而已。庸医之杀人，不过错认此阴阳而已。"在清代以前，历代医家虽然对"虚、实、寒、热、表、里、阴、阳"有深入的认识和广泛的应用，但均未提出"八纲"这一称谓。正式提出"八纲"之名称，则见于20世纪40年代末，祝味菊与弟子陈苏生合著的《伤寒质难》一书。书中云："所谓八纲者，阴阳表里寒热虚实是也。"其指出"夫病变万端，大致不出八纲范围，明八纲则施治有所遵循，此亦执简驭繁之道也"。又曰："杂病种类繁多，古人以为不出八纲范畴，明八纲则万病无遁形矣。"祝味菊明确提出的"八纲"一词，与我们今天所用的"八纲"之义基本吻合。然而，在祝味菊将"八字"改为"八纲"之后，并没有得到广泛应用。1952年编纂的《中医进修讲义·诊断学》中，并未提及"八纲"。1954年再版的《中国医学大辞典》，也未将"八纲"纳入词条。直至1958年由南京中医学院编写的《中医诊断学》一书，才将"八纲"作为独立的辨证理论写入教材。

现代中医所谓"八纲辨证"，指分析疾病共性的辨证方法，是各种辨证方法的总纲。"八纲"将复杂的病证，用高度概括的思维方式归纳总结为"寒热虚实表里阴阳"八字纲领。现有的任何一种中医辨证方法，都离不开对此八字的辨析。因此，程国彭之辨证八字纲领思想，被认为是现代中医"八纲辨证"的先声。

另外，程国彭归纳的"医门八法"，随着《医学心悟》一书的广泛流传，也被后世医家所普遍认可，成为中医临床立法的主要依据。如今，"医门八法"已被中医学者熟知并运用。正如全国高等中医药院校统编五版教材《方剂学》所说："历代医家各随其学术见解的不同，在总结、归纳分类中，虽不尽相同，但究其实质，总不出八法范围。"除此之外，"医门八法"亦传播于海外，如日本人丹波元坚所著的《药治通义》中就对医门八法多处引用。

程国彭继承前人的制方经验，创立了不少新方，至今仍被广泛用于临床。如止嗽散、启膈散、半夏白术天麻汤、贝母瓜蒌散等，其用药看似平淡，实则有出其不意之效。程国彭创立的这些方药，为后世开拓了思路。如现代中医临床上，常用启膈散治疗食道癌早期、食道炎、呃逆、梅核气等疾病。程国彭所创立的止嗽散，是治疗咳嗽的著名方剂。《中医方剂临床手册》中的"宁嗽露"，即是以此方制成的糖浆。消瘰丸是程国彭用来治疗瘰疬痰核、痈肿疮毒常用之品，现代以来广泛用于治疗单纯性甲状腺肿大、淋巴结结核、单纯性淋巴结炎、乳房肿块、肝囊肿、睾丸炎、前列腺增生等疾病，收到较好的疗效。

综上所述，新安医家程国彭在遵循中医经典理论，汲取各家学术精华的基础上，结合临床经验，著成《医学心悟》（附《外科十法》）一书。书中系统而扼要地阐明寒、热、虚、实、表、里、阴、阳辨证，及汗、吐、下、和、温、清、消、补八法；临床辨治注重因时、因地、因人制宜；且不拘古法，善于创制新方；对伤寒、内科、外科、五官科、妇科等诸多疾病的诊治确有独到之处。其论贯彻古今，结合临床，深入浅出，通俗易懂，有独到见解，具有指导意义。正因如此，《医学心悟》不但是学习中医的启蒙之书，更是后世临证习医的必读之作。

程国彭

参考文献

著作类

［1］程国彭.医学心悟（附：外科十法）［M］.北京：人民卫生出版社，
　　1963.

［2］黄帝内经·素问［M］.北京：人民卫生出版社，1995.

［3］黄帝内经·灵枢［M］.北京：人民卫生出版社，1995.

［4］秦越人.难经［M］.北京：人民卫生出版社，1990.

［5］张机.伤寒论［M］.北京：人民卫生出版社，2005.

［6］张机.金匮要略［M］.北京：人民卫生出版社，2005.

［7］华佗.中藏经［M］.北京：人民卫生出版社，2007.

［8］吴普.神农本草经［M］.上海：上海第二军医大学出版社，2012.

［9］皇甫谧.针灸甲乙经［M］.北京：学苑出版社，2007.

［10］巢元方.诸病源候论［M］.北京：中国医药科技出版社，2011.

［11］孙思邈.备急千金要方［M］.北京：中国医药科技出版社，2011.

［12］杨上善.黄帝内经太素［M］.北京：学苑出版社，2011.

［13］钱乙.小儿药证直诀［M］.北京：人民卫生出版社，2006.

［14］陈自明.妇人良方大全［M］.北京：人民卫生出版社，2006.

［15］李杲.脾胃论［M］.北京：人民卫生出版社，2005.

［16］张子和.儒门事亲［M］.北京：人民卫生出版社，2005.

［17］朱震亨.格致余论［M］.北京：人民卫生出版社，2005.

［18］王节斋.明医杂著［M］.北京：中国中医药出版社，2009.

［19］楼英.医学纲目［M］.北京：中国中医药出版社，1996.

［20］陈实功.外科正宗［M］.北京：人民卫生出版社，2007.

［21］张景岳.景岳全书［M］.北京：人民卫生出版社，2007.

［22］陈梦雷.古今图书集成医部全录［M］.北京：人民卫生出版社，1983.

［23］喻昌.寓意草［M］.北京：中国中医药出版社，2008.

［24］张锡纯.医学衷中参西录［M］.北京：中医古籍出版社，2016.

［25］姚止庵.素问经注节解［M］.北京：人民卫生出版社，1963.

［26］王清任.医林改错［M］.北京：人民卫生出版社，2005.

［27］叶天士.临证指南医案［M］.北京：中国中医药出版社，2008.

［28］吴瑭.温病条辨［M］.北京：人民卫生出版社，2005.

［29］唐宗海.血证论［M］.北京：人民卫生出版社，2005.

［30］吴谦.医宗金鉴［M］.北京：人民卫生出版社，2006.

［31］陈雪功.新安医学学术思想精华［M］.北京：中国中医药出版社，
2009.

［32］章健.新安医学方药精华［M］.北京：中国中医药出版社，2009.

［33］程晓昱.新安医学内科精华［M］.北京：中国中医药出版社，2009.

［34］于庆生.新安医学外科、骨伤科精华［M］.北京：中国中医药出版社，
2009.

［35］梁文珍.新安医学妇科精华［M］.北京：中国中医药出版社，2009.

论文类

［1］陈伯涛.伤寒论六经定义的讨论（关于程钟龄先生对伤寒论部分研究的研究）［J］.江苏中医，1957（2）：3-5+14.

［2］陈伯涛.伤寒主治四字的演绎（关于程钟龄先生对伤寒论部分研究的研究）［J］.江苏中医，1958（5）：10-12.

［3］陈桐雨.噎膈［J］.福建中医药，1962，06：49.

［4］李益三.程钟龄《医学心悟》评介［J］.江苏中医，1964（2）：32-34.

［5］赵英魁，肖敏才，何传毅."八纲"的由来及启示［J］.上海中医药杂志，

1979（1）：40-41.

［6］马有度.医中百误歌新注（一）［J］.重庆医药，1982（2）：54-55.

［7］王乐匋.读程钟龄《医学心悟》［J］.安徽中医学院学报，1982（3）：10-13.

［8］马有度.《医学心悟》的特色［J］.河南中医，1982（3）：18-19.

［9］江淑安，叶琼花.《医学心悟》的妇科学术思想探讨［J］.湖南中医学院学报，1983（2）：18-19+32.

［10］薄会英.程钟龄论医误——读《医学心悟·医中百误歌》［J］.医学与哲学，1983（9）：20-22.

［11］张素珍.程钟龄半夏白术天麻汤的临床应用［J］.皖南医学院学报，1984（1）：42-43.

［12］余瀛鳌.《证治准绳》《医统正脉》《医宗必读》《医学心悟》介绍［J］.中医杂志，1984（1）：68-69.

［13］姚朝晖.程国彭及其《医学心悟》［J］.浙江中医学院学报，1984（4）：10-12.

［14］李志文.半夏白术天麻汤治验三则［J］.中医药学报，1984（5）：57-59.

［15］张玉龙.止嗽散小议［J］.山东中医杂志，1984（6）：40-41.

［16］姚朝晖.程国彭和他的《医学心悟》［J］.新中医，1984（10）：45-46+18.

［17］马继松，朱华，冉铁.程钟龄治痰探析［J］.中医杂志，1984（12）：18-19.

［18］谢成林.评《医学心悟》［J］.河北中医，1985（1）：10-11.

［19］胡滨.邵兰荪生平及其医案考略［J］.浙江中医学院学报，1985（1）：37-39.

［20］朱国庆.浅析丹溪学说对程钟龄医学思想与医疗实践的影响［J］.安徽中医学院学报，1985（3）：18-20.

［21］潘禄.医家名言录［J］.中医函授通讯，1986（1）：575.

［22］黄骏.启膈散治验四则［J］.四川中医，1986（8）：18-19.

［23］梁颂名.运用启膈散的体会［J］.新中医，1986（8）：48-50.

［24］邱道焜.程国彭的治学方法及贡献［J］.成都中医学院学报，1987（3）：15-16.

［25］许子建.《医学心悟·寒热虚实表里阴阳辨》注释［J］.云南中医学院学报，1987（3）：31-35.

［26］茹十眉.由博返约温故知新——谈内科临证先读《医学心悟》［J］.上海中医药杂志，1987（4）：33.

［27］赵鹏晖.《医学心悟》中胁痛治法应用体会［J］.四川中医，1987（5）：5-6.

［28］舒忠民.程国彭运用香苏散之经验初探［J］.内蒙古中医药，1989（2）：30-32.

［29］严忠.程国彭妇科经验探述［J］.浙江中医学院学报，1990（1）：35-37.

［30］程运文.《医学心悟》治痰十九法简析［J］.中医临床与保健，1990（2）：49-51.

［31］曾绍裘.程钟龄医疗经验撷粹［J］.湖南中医学院学报，1990（4）：201-203.

［32］朱肇和.从程钟龄《医学心悟·医中百误歌》谈药中误［J］.山西中医，1992（3）：50-51.

［33］方云霞.浅述《产科心法》对《医学心悟·妇人门》继承和补充［J］.安徽中医学院学报，1992（4）：14-16.

［34］牛肇和.从《医学心悟·医中百误歌》谈药中误［J］.甘肃中医，1992（4）：42-43.

［35］韩先知.程氏止嗽散运用心得［J］.陕西中医，1993（4）：48.

［36］汪寿鹏，汪济南.程国彭对《伤寒论》的研究和发挥［J］.江苏中医，1993（12）：39-41.

［37］瞿延飞.止嗽散临证体会［J］.山东中医杂志，1994（12）：566.

［38］曾令鉴.启膈散治愈贲门失弛缓症一例［J］.广西中医药，1995（2）：29.

［39］王朴.止嗽散治疗咳嗽［J］.云南中医中药杂志，1995（6）：44-45.

［40］吴洁.程钟龄论补浅识［J］.国医论坛，1996（3）：42-43.

［41］张永，韩宁.消瘰丸临床应用举隅［J］.山东中医杂志，1997（1）：21-22.

［42］芮文昌，马淑贞.程国彭的医学教育思想［J］.中医教育，1997（1）：43-44.

［43］秦玉龙.程国彭论外科证治［J］.天津中医学院学报，1997（2）：1-2.

［44］丁国胜.程钟龄治咳特点初探［J］.安徽中医临床杂志，1998（2）：115.

［45］李铁敏，李爱萍，杨皓华，等.程国彭治咳探析［J］.河南中医，1998（3）：18-19+64.

［46］许亚娜，汪寿鹏.程国彭咳嗽论治经验探析［J］.安徽中医学院学报，1998（4）：9-10.

［47］杜惠芳.论《医学心悟》的治痰特点［J］.吉林中医药，1998（6）：60.

［48］刘荣喜.中医外治与医门八法［J］.中医文献杂志，1999（3）：16-17.

［49］吴中云.源远流长的新安医学［J］.科技潮，1999（7）：70-71.

［50］尚炽昌.半夏白术天麻汤［J］.家庭医学，1999（12）：30-31.

［51］叶尚志.徽学、徽州文化与徽州人才［J］.人才开发，2000（10）:7-10.

［52］周晓光.新安理学与徽州宗族社会［J］.安徽师范大学学报（人文社会科学版），2001（1）：26-31.

［53］李琳琦.明清徽州进士数量、分布特点及其原因分析［J］.安徽师范大学学报（人文社会科学版），2001（1）：32-36.

［54］张秉伦.明清时期徽商与徽州科技发展［J］.徽学，2000，（1）：13-15.

［55］王鹰.启膈散临床应用三则［J］.四川中医，2001（9）：76-77.

[56] 朱炳林. 程钟龄的治咳名言 [N]. 中国医药报，2001-12-06006.

[57] 秦玉龙. 程国彭研究《伤寒论》的特色 [J]. 天津中医学院学报，2002（4）：4-7.

[58] 叶光明，吕殿忠. 浅议清代名医程钟龄的治学方法 [J]. 黑龙江中医药，2002（6）：3-4.

[59] 王桂花，魏金凤. 谈程钟龄止嗽散加减治咳嗽 [J]. 内蒙古中医药，2002（6）：18-19.

[60] 卞利. 明清时期徽州的乡约简论 [J]. 安徽大学学报，2002（6）：34-40.

[61] 左松青，宋瑞华. 止嗽散应用探析 [A]. 中华中医药学会、中华中医药杂志社. 全国中医药科研与教学改革研讨会论文集 [C]. 中华中医药学会、中华中医药杂志社，2002.

[62] 唐力行. 徽州宗族研究概述 [J]. 安徽史学，2003（2）：67-72.

[63] 冯丹丹. 《医学心悟》止嗽散临证运用摭拾 [J]. 实用中医内科杂志，2003（5）：347-349.

[64] 傅遂山. 《医学心悟》辨治痛证浅析 [J]. 四川中医，2003（8）：5-6.

[65] 秦玉龙. 真中类中辨治——读程国彭《医学心悟》[J]. 浙江中医杂志，2003（10）：5-6.

[66] 黄兆强，黄孝周. 皖歙著名医家及其对祖国医学之贡献（续完）[J]. 中医文献杂志，2004（1）：45-47.

[67] 王洁. 程钟龄施计治足痿 [J]. 家庭中医药，2004（2）：8.

[68] 周晓光. 试论朱熹在徽州的理学教育活动及其影响 [J]. 华东师范大学学报（教育科学版），2004（3）：75-80.

[69] 刘亚娴，李际君，付小梅，等. 中药启膈散诱导 K562 凋亡的实验研究 [J]. 陕西中医，2004（4）：375-377.

[70] 刘恩顺，王玉兴. 《医学心悟》辨证方法初探——兼论脏腑辨证特点 [J]. 天津中医药，2004（5）：391-393.

[71] 卞利. 徽州文化遗存的文化内涵与学术价值 [J]. 探索与争鸣，2004

（8）：38–39.

［72］张仁岗.程国彭论治咳嗽小议［J］.浙江中医杂志，2005（2）：39.

［73］邹纯朴.程国彭《医学心悟》的辨证论治特点［J］.中医药信息，
2005（5）：1–2.

［74］安丽娟.程国彭论治咳嗽初探［J］.现代中医药，2005（6）：15–16.

［75］吴文设，王兰玉.《医学心悟》治咳小议［J］.中医药学刊，2006（2）：
227.

［76］王喜周，王彬，李霞.《医学心悟》中伤寒学术思想探索［J］.吉林中
医药，2006（4）：6–7.

［77］王永杰，王宗柱.《医学心悟》对《伤寒杂证论》理论的发挥［J］.现
代中医药，2006（5）：61–62.

［78］陶昔安.“止嗽散”的故事［J］.家庭中医药，2006（8）：7.

［79］方向明.《医学心悟》学术思想探讨［J］.中医文献杂志，2007（2）：
21–24.

［80］黄祥武.浅谈《伤寒论》中和法的应用［A］.中华中医药学会仲景学
说分会.仲景医学求真（续一）——中华中医药学会第十五届仲景学
说学术研讨会论文集［C］.中华中医药学会仲景学说分会，2007.

［81］司富春.启膈散及其拆方抑制人食管癌 Eca109 细胞裸鼠移植瘤血管生
成的作用［A］.中国中西医结合学会.第三届世界中西医结合大会论
文摘要集［C］.中国中西医结合学会，2007.

［82］田活，郭瑞华.程国彭学术思想探析［J］.辽宁中医药大学学报，
2007，9（2）：11–12.

［83］金红花，夏阳，赵久龄.略论《医学心悟》的妇科学术思想［J］.云
南中医中药杂志，2007（11）：6–7.

［84］哈小博.漫谈启膈散［J］.开卷有益（求医问药），2008（3）：24–25.

［85］谢芬.《医学心悟》的学术特点及对临床的指导意义［J］.北京中医药，
2008（4）：268–269.

［86］马建国.《医学心悟》中外科病论治撷要［N］.中国中医药报，2008–

04-02004.

［87］考希良.《医学心悟》敛汗退热随笔［J］.山东中医杂志，2008（7）：495-496.

［88］司富春.启膈散及其拆方对人食管癌 Eca109 细胞裸鼠移植瘤血管生成的抑制作用［J］.世界华人消化杂志，2008（28）：3139-3145.

［89］覃华瑞.明清徽州的家族人口与生计变迁［D］.厦门大学，2009.

［90］南淑玲.《医学心悟》杂证辨治特点浅识［J］.上海中医药杂志，2009（3）：47-48.

［91］傅遂山.《医学心悟》治痰方药探微［J］.中医杂志，2009（4）：377-378.

［92］李际君，周计春，张盛君，等.中药启膈散免疫调节作用的体外实验研究［J］.中国医药导报，2009（18）：17-19.

［93］郭向华.半夏白术天麻汤加味治疗痰浊中阻型高血压病 48 例［J］.河北中医，2009（6）：870-871.

［94］郭志俊.明清徽州教育和人才培养［J］.理论建设，2010，02：65-69.

［95］顾培青，沈洪.《医学心悟》治痢散对溃疡性结肠炎缓解期辨治的启示［J］.中国中医急症，2010（2）：329-330.

［96］沈开金.论医平正通达治方中正和平——读《医学心悟》之悟［J］.中医药临床杂志，2010（4）：354-355.

［97］孙进华，秦霞，倪艳，等.半夏白术天麻汤的组方规律研究［J］.中国实验方剂学杂志，2010（5）：89-91.

［98］许利纯，邹彩亮.启膈散加减防治放射性食管炎临床观察［J］.中国中医急症，2010（6）：929-930.

［99］张晓丹，陈西平，邓中甲.止嗽散"治诸般咳嗽"浅议［J］.山东中医杂志，2010（10）：725.

［100］晓四.程钟龄施计治足瘘［J］.中国社区医师，2010（43）：28.

［101］张鹤.启膈散结汤联合放疗治疗食管癌临床观察［J］.医学信息（中旬刊），2010（11）：3308-3309.

［102］冯剑辉.二程家族与徽州关系考［J］.史学月刊，2011（3）：55-62+113.

［103］左昇.大山名川吃掉历史文化？——"徽州"易名"黄山"之争［J］.文化月刊，2011（3）：50-53.

［104］胡承军."八法"在《伤寒杂病论》中的运用研究［D］.南京中医药大学，2011.

［105］程钟龄施计治"足痿"［J］.中医药通报，2011（2）：26.

［106］林华镇.程国彭的《伤寒论》学术思想研究特色［D］.北京中医药大学，2011.

［107］程国彭：最早归纳治病"8法"［J］.中国社区医师，2011（18）：27.

［108］郑明建.半夏白术天麻汤治疗高血压病30例［J］.中国中医药现代远程教育，2011（14）：33.

［109］黄山市卫生局张贵才.程国彭与《医学心悟》［N］.中国中医药报，2011-07-13008.

［110］秦玉龙.程国彭辨治身体疼痛的经验［A］.甘肃省卫生厅、庆阳市人民政府.中国庆阳2011岐黄文化暨中华中医药学会医史文献分会学术会论文集［C］.甘肃省卫生厅、庆阳市人民政府：2011.

［111］胡蒻宝，袁红霞，李燕.袁红霞教授应用启膈散临证举隅［J］.湖南中医杂志，2011（5）：75-76.

［112］乔彬.止嗽散的临床应用［J］.内蒙古中医药，2011（18）：20-21.

［113］李浩，梁琳.《医学心悟》之"法方对应"浅析［J］.北京中医药，2011（10）：757-759.

［114］李浩，梁琳.浅论《医学心悟》的医学伦理学思想［J］.中医学报，2012（1）：127-128.

［115］钱旭武，蒋婴，张冉，等.浅论《医学心悟》药对运用［J］.中医药信息，2012（3）：120-121.

［116］钱旭武.《医学心悟·内、妇科》相关方剂用药特点与配伍研究［D］.黑龙江中医药大学，2012.

［117］宋红旗. 下法的临床运用［A］. 中华中医药学会、中华中医药学会肛肠分会. 2012 医学前沿——中华中医药学会肛肠分会第十四次全国肛肠学术交流大会论文精选［C］. 中华中医药学会、中华中医药学会肛肠分会，2012.

［118］鹿林，李泽庚，彭波. 浅论《医学心悟》治咳法［J］. 中医药临床杂志，2012（4）：353-354.

［119］相鲁闽. 程仲龄与《医学心悟》［J］. 河南中医，2012（12）：1584.

［120］张荣，邓伟民.《医学心悟·妇人门》补法探微［J］. 河北中医，2013（5）：760-761.

［121］张晓婧. 明清徽州人才的兴盛及其原因探析［J］. 宿州学院学报，2013（6）：37-40.

［122］林上助. 程国彭《医学心悟》治咳嗽经验探析及临症举验［J］. 辽宁中医药大学学报，2013（9）：16-17.

［123］吴昇辰，陈少玫. 定痫丸临证应用探微［J］. 中国中医急症，2013（10）：1724-1725+1727.

［124］黄辉. 八字辨证说［J］. 中医药临床杂志，2014（1）：40.

［125］金磊，余文惠，高志成，等. 程国彭辨治疼痛思想［J］. 吉林中医药，2014（2）：122-124.

［126］梁桂洪，林勇凯，黄宇新，等. 浅谈《医学心悟·妇人门》中"重脾胃"的思想［J］. 河南中医，2014（4）：617-618.

［127］王珊.《医学心悟》脾胃病的方剂配伍特点［D］. 黑龙江中医药大学，2014.

汉晋唐医家（6名）

张仲景　王叔和　皇甫谧　杨上善　孙思邈　王　冰

宋金元医家（19名）

钱　乙　刘　昉　陈无择　许叔微　陈自明　严用和

刘完素　张元素　张从正　成无己　李东垣　杨士瀛

王好古　罗天益　王　珪　危亦林　朱丹溪　滑　寿

王　履

明代医家（24名）

楼　英　戴思恭　刘　纯　虞　抟　王　纶　汪　机

薛　己　万密斋　周慎斋　李时珍　徐春甫　马　莳

龚廷贤　缪希雍　武之望　李　梴　杨继洲　孙一奎

吴　崑　陈实功　王肯堂　张景岳　吴有性　李中梓

清代医家（46名）

喻　昌　傅　山　柯　琴　张志聪　李用粹　汪　昂

张　璐　陈士铎　高士宗　冯兆张　吴　澄　叶天士

程国彭　薛　雪　尤在泾　何梦瑶　徐灵胎　黄庭镜

黄元御　沈金鳌　赵学敏　黄宫绣　郑梅涧　顾世澄

王洪绪　俞根初　陈修园　高秉钧　吴鞠通　王清任

林珮琴　邹　澍　王旭高　章虚谷　费伯雄　吴师机

王孟英　陆懋修　马培之　郑钦安　雷　丰　张聿青

柳宝诒　石寿棠　唐容川　周学海

民国医家（7名）

张锡纯　何廉臣　陈伯坛　丁甘仁　曹颖甫　张山雷

恽铁樵